ESSAI

SUR

L'EMBRYOTOMIE

DANS LES PRÉSENTATIONS DU TRONC

———

DESCRIPTION D'UN NOUVEL APPAREIL

POUR PRATIQUER CETTE OPÉRATION

PAR

Jean-Gabriel-Abel DEPIERRIS

DOCTEUR EN MÉDECINE DE LA FACULTÉ DE PARIS
Ancien externe des hôpitaux de Paris
Ex-interne à l'Asile national de Vincennes
Licencié en droit

PARIS

ALPHONSE DERENNE

52, Boulevard Saint-Michel, 52

1883

ESSAI

SUR

L EMBRYOTOMIE

DANS LES PRÉSENTATIONS DU TRONC

DESCRIPTION D'UN NOUVEL APPAREIL

POUR PRATIQUER CETTE OPÉRATION

PAR

Jean-Gabriel-Abel DEPIERRIS

DOCTEUR EN MÉDECINE DE LA FACULTÉ DE PARIS
Ancien externe des hôpitaux de Paris
Ex-interne à l'Asile national de Vincennes
Licencié en droit

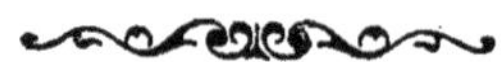

PARIS

ALPHONSE DERENNE
52, Boulevard Saint-Michel, 52
1883

A MES PARENTS

A MES AMIS

A MES MAITRES DANS LES HOPITAUX DE PARIS

ET A L'ASILE NATIONAL DE VINCENNES

ESSAI SUR L'EMBRYOTOMIE

DANS LES PRÉSENTATIONS DU TRONC

Description d'un nouvel appareil pour pratiquer cette opération

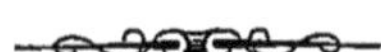

Dans le courant du mois de janvier 1882, alors que nous suivions le cours d'accouchements de la Faculté, professé par M. Budin, nous eûmes un jour à étudier les manœuvres par lesquelles on peut terminer l'accouchement, lorsque le fœtus, se présentant transversalement, se trouve arrêté au détroit supérieur, et que la rétraction de l'utérus rend la version impossible.

M. Budin, après nous avoir exposé les divers procédés, arriva à cette conclusion que le meilleur parti à prendre était de sectionner le fœtus pour faire ensuite l'extraction séparée des deux segments, et que pour cette section il fallait se servir des ciseaux de Dubois de préférence à tous les autres instruments plus ou moins imparfaits.

Notre professeur nous citait à l'appui de cette méthode l'autorité de M. le professeur Depaul qui pratique ainsi cette opération avec le plus grand succès.

Néanmoins, en présence des difficultés inhérentes à une manœuvre aussi délicate, en présence des dangers que l'on fait courir à la mère, nous nous disions qu'il ne fallai rien moins que le doigt exercé d'un maître éminent pour mener à bonne fin une semblable entreprise, et nous avions quelque frayeur à la pensée, si un cas semblable se présentait à nous au début de notre pratique, d'avoir à porter un instrument tranchant dans l'utérus d'une femme, sous la seule conduite de notre main. C'est ainsi que nous avons été amené à chercher s'il ne serait pas possible de trouver un moyen moins dangereux, plus à la portée d'un médecin peu habitué à ces cas graves de dystocie.

Nous avons ajouté un appareil dont nous donnons la description dans un chapitre de notre travail, à la liste déjà si longue de ceux qui existaient déjà. C'est un reproche qu'on pourra nous faire peut-être, étant donnée la rareté de cette opération. Mais quelle qu'en soit la fréquence, n'est-il pas utile, quand il y a lieu, d'avoir à sa disposition un moyen facile, rapide, et présentant le moins de dangers possible pour la femme dont la vie est entre nos mains?

C'est dans ce but que nous avons osé mêler nos efforts à ceux de nos maîtres et de nos collègues qui nous ont précédés dans cette voie. Si nous n'avons réussi à être utile, nous aurons du moins la satisfaction de l'avoir tenté.

OBJET DE NOTRE TRAVAIL

L'embryotomie, si l'on s'en rapporte à son étymologie (Εμβρυον embryon, et τομή section), est une désignation générale dans laquelle on comprend toutes les opérations par lesquelles on mutile d'une manière quelconque le fœtus dans le but de rendre son expulsion ou son extraction possible ou plus facile.

Certains auteurs néanmoins réservent spécialement le nom d'embryotomie aux opérations que l'on pratique sur le fœtus dans le cas de présentation du tronc. C'est un tort, selon nous, que d'appliquer ainsi à des manœuvres qui visent un cas parfaitement déterminé, un terme générique qui s'applique à toute intervention chirurgicale sur le corps de l'enfant, quelles que soient la présentation et la position.

Aussi, laissant à ce mot sa signification générale, nous nous bornerons à examiner seulement les modalités que l'embryotomie affecte dans les présentations du tronc, et nous désignerons chacune d'elles par le nom qui lui convient. C'est ainsi que nous nommerons décollation la section du cou, détroncation la section du tronc, éviscération l'extraction des viscères, etc. Ce mode de dénomination présente l'avantage d'indiquer tout d'abord le genre d'opération que l'on est appelé à pratiquer.

La division du sujet comprendra six chapitres :

Dans les deux premiers chapitres, nous dirons quelques mots sur l'historique de l'embryotomie dans les présentations du tronc et nous passerons rapidement en revue ses indications.

Dans un troisième chapitre, nous examinerons avec soin les opérations diverses auxquelles elle a donné lieu et nous essaierons de déterminer leur valeur respective.

Le quatrième chapitre comprendra une étude critique des instruments que l'on a proposés, pour pratiquer la section fœtale.

Dans un cinquième, nous décrirons un appareil dont nous ferons une étude comparée avec ceux déjà connus.

Enfin dans le sixième, nous exposerons nos conclusions et le compte rendu de nos expériences.

———

CHAPITRE I

L'embryotomie remonte aux premiers âges de la médecine. De tout temps, en effet, on s'est aperçu de la gravité
de la présentation du tronc et de la nécessité dans certains
cas de mutiler le fœtus pour terminer l'accouchement.

Voici comment Hippocrate s'exprime à ce propos
(T. VIII, p. 481, trad. Littré) : « Si le fœtus mort reste
« dedans, et ne peut sortir ni de lui-même ni par les mé-
« dicaments, il faut aller avec la main séparer les épaules
« du cou, au moyen d'un ferrement dont le pouce est armé
« à cet effet. »

« L'amputation faite, on extrait le bras puis rentrant on
« fend le ventre et on retire doucement les entrailles. Cela
« fait, on broie les côtes afin que le petit corps s'affaissant
« devienne plus maniable et sorte en raison de cette dimi-
« nution de volume. »

« Et ailleurs (p. 511 du tome VIII) : « Si le fœtus se
« présentant de côté sort le bras, saisissez ce bras et tirez-
« le au dehors autant que vous pourrez, dépouillez-le de
« ses chairs et mettez l'os à nu : puis dépouillez de chair
« l'épaule et désarticulez-la ; puis amenant la tête du fœtus
« dans sa position naturelle, attirez-la au dehors ; avec le
« doigt, on repousse le fœtus en dedans ; sinon on fait avec
« le bistouri aux côtés un pertuis afin que l'air s'échap-

« pant, l'enfant s'affaisse et l'issue en soit plus facile ; si la
« tête sort naturellement, bien ; mais sinon, écrasez-la et
« amenez ainsi le fœtus. »

Comme on le voit, on trouve dans ce passage l'amputation du bras, la version céphalique, l'éviscération, mais
tout cela sans règles.

Aétius dit que dans les présentations vicieuses il faut
amputer le bras, puis les jambes, puis décapiter, puis enlever le tronc et la tête avec un crochet (1).

Les médecins anciens pratiquaient donc la mutilation
du fœtus ; mais en allant pour ainsi dire au hasard cou-
pant et enlevant tout ce qui se présentait à leurs instruments.

C'est à Celse que revient l'honneur d'avoir le premier
précisé les indications et décrit le manuel opératoire. Voici
ce qu'on lit dans le liv. VII § XXIX de son traité de la
médecine. « S'il est placé en travers (le fœtus) et qu'on ne
puisse le redresser, il faut appliquer un crochet sous l'aisselle et l'attirer graduellement. En agissant ainsi, le cou se
replie ordinairement et la tête se porte en arrière. On a la
ressource alors de couper le cou de l'enfant afin d'extraire
isolément la tête et le tronc. On se sert pour cela d'un instrument semblable au premier (crochet) avec cette différence que la partie recourbée est tout à fait tranchante ; il
faut s'y prendre de manière à faire sortir la tête d'abord et
le tronc ensuite ; parce qu'en commençant par le tronc, on
laisserait presque toujours retomber la tête au fond de la
matrice d'où elle ne pourrait plus guère être arrachée
qu'avec péril. »

1. Schröder. *Art. des accouchements*, traduit par Charpentier.

Cette dernière règle n'est plus suivie aujourd'hui et l'on commence toujours par extraire le tronc. Mais on voit qu'il indique bien que c'est dans la présentation du tronc, alors que la version est impossible que l'on doit se résoudre à l'embryotomie.

Au xvi° siècle, Ambroise Paré conseille dans les présentations du bras, lorsqu'on ne peut repousser le fœtus, de faire usage de crochets, si l'enfant est mort ; et, si le thorax est trop gros, de le tirer pièce à pièce après l'avoir vidé.

Depuis cette époque, l'embryotomie admise sans conteste par les uns, a été repoussée par d'autres. Parmi les premiers au milieu des noms les plus honorables comme Smellie, Denman, Leroux de Dijon, on en trouve d'autres comme Diesch et Mittelhauser qui en avaient poussé si loin l'abus qu'ils avaient mérité le nom d'accoucheurs bourreaux. C'est pour réagir contre eux que F. B. Osiander et Stein jeune, voulurent rayer l'embryotomie de l'obstétrique.

Parmi les seconds, Mauriceau, Levret au siècle dernier ne parlent de l'embryotomie dans leurs ouvrages que pour la blâmer. Baudelocque dit que si la matrice est en état de spasme, de contracture, il faut essayer de la relâcher par des moyens appropriés, et n'entreprendre de terminer l'accouchement qu'après, au moyen de la version (1).

Au commencement de ce siècle, Capuron enseigne également d'attendre que la matrice soit relâchée pour faire la version ; mais il repousse l'embryotomie comme ayant presque toujours entraîné la mort de la femme.

« Et quel autre résultat, dit-il, peut-on attendre des

1. *Traité d'accouchements*, 1789, t. II, p. 127.

« instruments tranchants quand on a la témérité de les
« porter au hasard dans la matrice où il est impossible de
« pénétrer avec la main pour les diriger (1) ? »

Enfin l'embryotomie était tellement délaissée surtout en France que Velpeau a pu dire dans un langage sévère en 1835, qu'elle n'était plus pratiquée que de temps à autre par certains médicastres de campagne, aussi étrangers à l'art des accouchements qu'ils dèshonorent par leur ineptie qu'aux plus simples notions des autres branches de la médecine (2).

Cependant OEler et Michaëlis en Allemagne, Robert Lee, Ramsbotham en Angleterre, Baudelocqñe neveu, Desormeaux et Dubois en France, Astrubali en Italie, défendaient l'embryotomie comme étant le seul moyen rationnel dans certains cas de sauvegarder la vie de la femme.

Aujourd'hui l'embryotomie est non seulement admise mais recommandée par la plupart des accoucheurs modernes, comme ressource dernière dans certains cas déterminés que nous allons étudier.

1. *Traité d'accouchements*, 1876, p. 432.
2. Velpeau. — *Traité d'accouchements*, 1835.

CHAPITRE II

Au point de vue des indications de l'embryotomie dans les présentations du tronc, il faut tenir compte de certaines circonstances qui se rattachent soit à la mère, soit au fœtus.

Du côté de la mère, il faut distinguer les cas où on a affaire à un bassin normal où à un bassin rétréci.

Du côté du fœtus, il faut considérer s'il est vivant, ou si au contraire il a déjà succombé.

I. — *Bassin normal.* — Il arrive quelquefois surtout lorsque les eaux sont depuis longtemps écoulées, que l'on a laissé passer le moment opportun pour faire la version, de se trouver en présence d'une matrice violemment rétractée sur son contenu, et rendant impossible toute tentative de retourner l'enfant. Que doit-on faire alors ?

Si l'enfant est mort, il n'y a pas à hésiter, c'est à l'embryotomie qu'il faut avoir recours, car en voulant faire la version on ne réussirait qu'à produire des désordres mor--tels pour la mère.

Les deux observations suivantes sont un douloureux exemple du danger de ces tentatives qui amenèrent dans un des cas une déchirure du col, dans l'autre une rupture de l'utérus.

Observation I

Présentation de l'épaule. — Tentatives de version faites en ville sans succès. — Déchirure du col de l'utérus. Embyrotomie. — Septicémie. — Mort.

La nommée V..., femme B..., âgée de 26 ans, multipare ; est entrée à la clinique le 17 août à 8 heures du matin. Cette femme qui souffre depuis le 14 août à 5 heures du soir, est en travail depuis soixante-quatre heures et demie. Les membranes sont rompues depuis le 15 août à 9 heures du matin. Au moment de son arrivée à l'hôpital, elle ne souffre plus, toutes les tentatives d'accouchement faites en ville n'ont eu pour résultat que de déchirer le col de l'utérus. L'enfant se présente par l'épaule gauche, en position céphalo-iliaque droite. La main gauche pend en dehors de la vulve. A l'auscultation on n'entend pas les bruits du cœur fœtal. M. Depaul fait aussitôt donner le chloroforme et pratique l'embryotomie.

Observation II

Présentation de l'épaule. — Tentatives de version faites en ville. — Rupture de l'utérus. — Embryotomie. — Mort.

La nommée A..., âgée de 37 ans, multipare, est apportée à la clinique, le 18 septembre, à 2 heures du soir. Cette femme est arrivée au terme de sa grossesse, et est en travail depuis 5 heures du matin. Les membranes ont été rompues à 11 heures du matin, et aussitôt, ayant reconnu une présentation de l'épaule on se mit en devoir de faire la version. Plusieurs tentatives infructueuses furent faites, après quoi, on se décida à mener la malade à la clinique.

Le Dr Ribemont, prévenu de son arrivée à l'hôpital, reconnut la présentation de l'épaule gauche ; le bras faisant procidence dans le vagin. L'enfant était mort, l'épaule profondement engagée. M. Ribemont constata en outre, avant tout essai de délivrance, une rupture de l'utérus.

La malade était presque mourante quand il se décida à pratiquer l'embryotomie qui fut effectuée à 2 heures 45, trois quarts d'heure après l'entrée de la malade à l'hôpital. Une heure après l'accouchement, la femme A..., succombait à la salle même des accouchements (1).

Si l'enfant est vivant, il faut attendre, car on a vu, dans des cas très rares il est vrai, l'évolution spontanée se faire. Mais l'expectation a ses limites, et si, au bout d'un certain temps, et malgré l'administration de moyens appropriés, la matrice n'est pas relâchée, si la mère court du danger pour sa vie, il faut nécessairement intervenir. C'est ici que se place la plus grave question qui existe dans la pratique des accouchements, celle de savoir si l'on doit sacrifier l'enfant dans le but de sauvegarder la mère, ou si l'on doit au contraire, faire subir à cette dernière les conséquences de l'opération césarienne dans le but de conserver un enfant qui est plein de vie.

La question a été et est encore aujourd'hui débattue. Mais la plupart des accoucheurs modernes parmi lesquels on peut citer nos maîtres les plus justement autorisés, MM. les professeurs Depaul et Pajot, Tarnier, Charpentier, Budin, Pinard, se rangent à la pratique anglaise, et se décident pour l'embryotomie. L'opération césarienne a pour immense avantage de sauver presque toujours l'enfant, tandis que les deux tiers des femmes y succombent;

1. *Archives de Tocologie*, 1882 p. 146.

l'embryotomie sacrifie l'enfant, mais plus des deux tiers des femmes lui doivent la vie « 76 guéries sur 106, th. Stanesco 69. »

Or la mère mérite à tous les points de vue plus d'égards que cet enfant dont l'avenir est incertain, et c'est à son salut que l'accoucheur doit surtout penser.

II. — *Bassin rétréci.* — A cet égard, adoptant la classification de M. le professeur Depaul, nous distinguerons :

1° Les bassins rétrécis dont le plus petit diamètre mesure encore 9 cent. au moins ;

2° Les bassins rétrécis entre 9 et 6 cent.

3° Les bassins rétrécis au-dessous de 6 cent.

I. — *Rétrécissement de 9 cent.*

Si l'on a affaire à une présentation du tronc avec un rétrécissement qui ne descend pas au-dessous de 9 cent., l'embryotomie sera indiquée comme dans les cas de bassin normal toutes les fois que la rétraction de la matrice malgré les moyens que l'on aura employés pour la vaincre empêchera de pratiquer la version.

Si l'enfant est mort, on n'aura pas à hésiter ni à attendre longtemps : car laisser la mère s'épuiser dans un travail infructueux serait inhumain et inutile.

C'est ainsi que M. Depaul s'est conduit dans le cas suivant :

Observation III

Bassin vicié. — Section du bras, détroncation.

Cottenot Méline, femme Leroux, 21 ans, bassin vicié, 9 cent. 1/2 après déduction, primipare. Entrée à la salle le 19 janvier 1869, à huit heures du matin, enceinte de 7 mois.

Apparition des premières douleurs le 10 janvier au matin, rupture des membranes inconnue.

A son entrée, le bras gauche faisait procidence au dehors des parties génitales externes. La malade éprouvait peu de douleurs, utérus fortement rétracté. Épaule assez profondément engagée; M. Depaul fit quelques tentatives de version. L'introduction de la main fut impossible. Il fit alors la section du bras gauche et d'une partie du cou, puis il fit engager le tronc à l'aide d'un crochet-mousse. Le tronc une fois extrait, il éprouva quelques difficultés à engager la tête, ce qui le décida à faire une application de forceps. Quelques tractions furent faites. La tête coiffée par l'orifice utérin se présentait à la vulve. Afin de diminuer le volume de la tête, M. Depaul fit la perforation du crâne. L'extraction alors se fit facilement. La malade avait été chloroformée.

Terminaison 29 janvier à dix heures du matin. Durée du travail trois jours. Délivrance naturelle, femme sortie le 29 janvier (1).

Si l'enfant est vivant, au contraire, on ne se résoudra qu'après avoir épuisé les moyens rationnels d'obtenir le relâchement de l'utérus, narcotiques, bains, saignée, et après avoir à plusieurs reprises tenté la version, sans grands efforts toutefois, et lorsqu'enfin la femme ne pourra plus par son état soutenir le travail. Du reste, il est rare que

1. Th. Pinard 1875. — *Des contre indications de la version.*

dans ces cas on trouve un enfant vivant. Le plus souvent il aura déjà succombé à cette constriction de l'utérus qui semble incompatible avec sa vie.

B. — *Bassin entre 9 et 6 cent.*

Nous avons jusqu'ici supposé l'impossibilité absolue de pratiquer la version, et ce n'est qu'à raison de cette impossibilité que nous nous sommes décidé à pratiquer l'embryotomie.

Mais si l'on se trouve en présence d'une présentation du tronc avec un rétrécissement au-dessous de neuf centimètres, la conduite à tenir est-elle la même ? Et alors même que le relâchement de l'utérus le permettrait, la version est-elle toujours la première opération à tenter, la seule désirable ?

Nous trouvons dans une statistique de M. Stanesco (*Thèse de Paris* 1869), que sur 11 présentations de l'épaule terminées par la version avec des rétrécissements, variant de 9 cent. à 7 1/2 on n'a obtenu que 2 enfants vivants, et que deux femmes ont elle-mêmes succombé. De plus, sur 7 autres cas, avec des rétrécissements de 7 1/2 à 6, 5 femmes sont mortes, et on n'a pas obtenu un seul enfant vivant.

La version, opération grave déjà, en dehors de toute complication puisque dans les cas les plus simples, les opérateurs les plus habiles perdent 1 enfant sur 4 (1) acquiert donc encore ici une gravité toute particulière et il est

1. Pinard. *Thèse* Paris 1875.

utile de distinguer comme l'a fait M. Stanesco, suivant que le rétrécissement varie entre 9 cent. et 7 cent. 1/2, ou bien en 7 1/2 et 6.

Dans le premier cas, si l'enfant est vivant, on devra évidemment faire la version, car on peut espérer le sauver, et n'eût-on qu'une chance on doit la tenter dans l'intérêt des deux êtres.

Mais si l'enfant est mort, nous croyons préférable de faire immédiatement l'embryotomie. A quoi bon, en effet, introduire la main dans l'utérus à la recherche des pieds quand on se trouve exposé à voir la tête arrêtée au détroit supérieur, à devoir appliquer pour lui faire franchir le rétrécissement, le forceps ou le céphalotribe? C'est faire subir à la femme les dangers de deux opérations au lieu d'une, c'est perdre un temps précieux, et cela sans le moindre avantage, sans la moindre compensation du côté de l'enfant.

Dans le second cas (rétrécissement entre 7 et demi et 6 cent.), c'est encore l'embryotomie qu'il faut pratiquer de suite si l'enfant est mort. Mais, s'il est vivant les hésitions recommencent, le désaccord reparaît entre les accoucheurs. On se trouve en présence de trois opérations graves : version, embryotomie, opération césarienne ou de Porro.

La version qui prend les intérêts de l'enfant n'a plus guère de chance ici d'atteindre son but. Comme on l'a vu plus haut, tous les enfants sont morts dans la statistique de M. Stanesco.

Il est bien vrai que M. le professeur Depaul a vu naître un enfant vivant avec un rétrécissement de 6 cent. et demi. Mais il s'agissait d'une présentation céphalique, où par conséquent les chances de mort étaient moindres, où l'on n'avait pas à craindre ce qui est inévitable ici, la compression du cordon. On pourra bien tenter de ramener par des manœuvres externes la tête au détroit supérieur. Mais il est bien à craindre qu'on n'y réussisse pas, car la tête ne pourra pas s'engager avec un rétrécissement pareil.

Malgré tout, dit M. Pinard, dans les bassins qui mesurent de 5 à 6 cent. et demi, il faut pratiquer la version si l'enfant est vivant. Il faudrait ajouter : si elle est possible. D'après M. Pajot, la version est impraticable au-dessous de 6 à 7 cent. Car, si la main peut passer, son introduction assez profonde n'est pas possible pour aller saisir les pieds.

Reste alors la pénible alternative entre l'embryotomie et l'opération césarienne. Ici, comme nous l'avons vu, les opinions sont diverses, les uns portent toute leur sollicitude sur l'enfant, les autres sur la mère. Mais, si nous partons de cette idée, que c'est surtout l'existence de la mère qui doit nous être précieuse, rattachée qu'elle est à la vie par mille liens de famille, de devoirs, d'affections déjà éprouvées, tandis que celle d'un enfant est aussi précaire qu'il est faible, qu'on ignore ce que ce petit être inconnu jusqu'à ce jour, deviendra dans l'avenir, et que sa perte avant d'entrer dans la société ne saurait être mise en parallèle avec celle d'une épouse, d'une sœur, d'une mère déjà peut-être, c'est l'intérêt de cette dernière qu'il faut envisager. Il s'agit de déterminer si elle a plus de chances de salut d'un côté que de l'autre, si l'embryotomie lui fait courir autant de dangers que l'opération césarienne.

Car, si la situation de la mère ne devait pas s'en aggraver, il est bien évident que ce serait pour l'accoucheur un devoir absolu de conserver l'enfant vivant.

Mais il est loin d'en être ainsi. M. le professeur Pajot rapporte que sur 5 cas d'embryotomie quatre femmes sont mortes, et se basant là-dessus, il ajoute que si l'enfant est vivant, et à terme, avec un rétrécissement de 6 à 7 cent., l'opération césarienne est proposable ; mais ce nombre est trop restreint, comme il l'avoue lui-même, pour être d'une valeur absolue (1). M. Stanesco, au contraire, a relevé 106 cas d'embryotomie pratiquée à la clinique d'accouchement sur lesquels soixante-seize femmes, plus des deux tiers, sortirent guéries.

Quant à l'opération césarienne, le Dr Eustache de Lille a soutenu au dernier Congrès médical international de Londres, qu'elle n'entraînait pas une mortalité de 50 pour 100 comme cela a lieu, d'après lui, pour l'embryotomie, et il a conclu de cela qu'on devrait pratiquer l'opération césarienne de bonne heure, si l'enfant est vivant et à terme, pour des rétrécissements au-dessous de 78 millim., il en a fait l'opération de choix, l'embryotomie ne devant être qu'une opération de nécessité.

Mais cette statistique et ces conclusions ont été vivement contestées par le Dr Meyer, de Copenhague, et le président Barmes.

Quant à nous, nous devons encore nous en rapporter à l'autorité de M. le professeur Stoltz qui sur tous les faits recueillis dans la longue période de 1801 à 1860 a cons-

1. Pajot. D'un nouveau procédé d'embryotomie. *Archives de médecine* 1866. — *Archives de Tocologie* 1881.

taté que l'opération césarienne a coûté la vie aux deux tiers des opérées (1) ; c'est aussi l'opinion de M. Tarnier qui ajoute, que si les revers étaient publiés avec autant d'empressement que les succès, cette mortalité serait plus effrayante encore.

Cette statistique comparée aux succès obtenus à la clinique d'accouchements par l'embryotomie, est assez éloquente, et prouve bien ce que le raisonnement est tenté d'admettre, que l'embryotomie, habilement pratiquée par des accoucheurs prudents, doit être incontestablement plus innocente que l'opération césarienne et que, dans l'intérêt de la mère, le parti à prendre est nettement indiqué.

Avec un rétrécissement qui ne descend pas au-dessous de 6 cent., l'extraction de l'enfant sera du reste relativement facile. Le tronc sortira sans peine, et si pour l'extraction de la tête on se trouve obligé d'intervenir avec le céphalotribe, on ne peut certainement pas comparer cette opération aux dangers de la gastro-hystérotomie.

C. — *Bassin rétréci au-dessous de 6 centimètres.*

Dans les cas de rétrécissements extrêmes, l'embryotomie, on le comprend, devient elle-même une opération des plus dangereuses, et comme il s'agit de délivrer la femme, de quelque façon, on peut se demander si dans son intérêt même, l'opération césarienne ne serait pas préférable.

M. Pajot dit que l'embryotomie dans ce cas sera une

1. Dict. Jaccoud. Art. opération césarienne.

horrible opération qui fera courir à la femme les plus grands dangers.

P. Dubois n'admettait l'opération césarienne qu'avec un rétrécissement au-dessous de 54 millim., l'embryotomie lui paraissant jusque là plus innocente.

Baudelocque l'admettait avec un rétrécissement de **67**, mais on connaît la répugnance des accoucheurs de cette époque pour l'embryotomie. M. Tarnier a abaissé la limite proposée par P. Dubois de 54 millim. à 5 cent.

Joulin ne l'admet qu'à 4 cent. Le professeur Pajot soutient qu'en pratiquant sa méthode de céphalotripsie répétée sans tractions, on peut éviter la gastro-hystérotomie jusqu'à 27 millim. Mais ces auteurs, le professeur Pajot surtout, ne semblent avoir en vue que les présentations du sommet ou du siège, puisque pour les présentations du tronc, ce dernier serait tenté de considérer l'embryotomie avec un rétrécissement au-dessous de 7 cent. comme plus grave que l'opération césarienne.

Faut-il donc établir une différence entre les présentations du tronc d'un côté, celles du sommet ou du siège de l'autre, et tandis que l'opération césarienne n'est acceptable dans ces dernières qu'à 3, 4, ou 5 cent., faut-il dire que dans les présentations du tronc, l'opération césarienne est la seule à tenter au-dessous de 6 cent? Nous ne le pensons pas.

Certes, l'embryotomie, dans ce cas, est une opération laborieuse, pénible, dangereuse pour la mère. Mais, si elle est sagement pratiquée, si, par exemple, par des moyens simples et inoffensifs on réussit à sectionner le cou ou le tronc de l'enfant, et à extraire le segment inférieur, que reste-t-il à faire?

Le plus difficile, c'est certainement l'extraction de la tête pour laquelle il faudra employer le céphalotribe. Mais n'en est-on pas réduit à la même extrémité dans les présentations du sommet ou du siège?

Et n'a-t-on pas ramené ainsi une présentation transversale à une indication de raniôtomie ou de céphalotripsie?

Nous pensons donc qu'il y a lieu, dans l'intérêt de la mère, d'être réservé pour l'opération césarienne dans les présentations du tronc aussi bien que dans les autres, qu'elle n'est pas la seule praticable, et que l'embryotomie peut encore recevoir ici plus utilement son application.

Aussi distinguerons-nous :

Si l'enfant est vivant et à terme, avec un rétrécissement au-dessous de 6 cent. nous pensons avec M. le professeur Depaul qu'on pourra faire l'opération césarienne, car on aura comme compensation des dangers que l'on fera courir à la mère, la quasi certitude de le sauver.

Mais s'il est mort, tant qu'il y aura possibilité de passer des instruments, et que l'on pourra espérer de l'extraire par les voies naturelles, au moyen de manœuvres soigneusement pratiquées, nous croyons qu'on doit s'en tenir à l'embryotomie.

En résumé, l'embryotomie sera indiquée dans les présentations du tronc :

1° *Si l'enfant est mort* :

Toutes les fois que la rétraction de l'utérus empêchera de faire la version,

Toutes les fois que, même sans la rétraction de l'utérus,

on aura affaire à un bassin rétréci au-dessous de 9 cent.

2° *Si l'enfant est vivant* :

Toutes les fois que, la version étant reconnue impossible, et l'état de la femme commandant de terminer l'accouchement, on aura affaire à un bassin normal ou dont le rétrécissement ne descendra pas au-dessous de 6 cent.

Dans tous les cas que nous venons d'examiner, nous avons supposé un fœtus à terme. Si l'on se trouvait en présence d'un accouchement prématuré, d'un fœtus petit, il faudrait nécessairement en tenir le plus grand compte.

Du reste il y a dans tout cela nécessité d'analyser avec le plus grand soin le cas particulier qui s'offre à l'accoucheur, pour en tirer des indications utiles ; car dans des circonstances aussi délicates, on ne saurait peser trop attentivement tous les faits, et tous ces faits ne sauraient être enfermés dans une règle absolue.

CHAPITRE III

Les manœuvres auxquelles on s'est livré pour extraire le fœtus quand il se présentait par le tronc sont nombreuses et variées ; on peut néanmoins les ramener à quatre principales, que les accoucheurs ont diversement combinées ou qu'ils ont employées isolément.

Ce sont : 1° L'amputation du bras.

2° L'éviscération.

3° La section du tronc.

4° La section du cou.

I. — *Amputation du bras*

L'amputation du bras pratiquée par Hippocrate, Aétius, Ambroise Paré, Robert Lee, a donné lieu, il y a soixante ans environ, à une controverse très vive à propos du fait du docteur Hélie. Ce dernier appelé près d'une femme en couche trouva une présentation de l'épaule avec procidence du bras ; ne pouvant pénétrer pour pratiquer la version et croyant que c'était le bras qui l'en empêchait, il amputa ce bras, puis alla à la recherche des pieds ; mais au lieu des pieds ce fut l'autre bras qu'il amena ; il l'amputa de même que le premier et finalement réussit à terminer la version podalique et fit l'extraction d'un enfant vivant, mais amputé des deux membres supérieurs. L'enfant vécut jusqu'à dix ans.

Le docteur Hélie, lorsqu'il avait pratiqué cette mutilation, croyait que le fœtus était mort. Aujoùrd'hui cette erreur ne serait plus pardonnable avec les moyens d'exploration que nous possédons. Aussi n'amputera-t-on jamais le bras d'un enfant vivant.

On discute même lorsque le fœtus est mort, s'il y a une réelle utilité à faire la brachiotomie. Les professeurs Stoltz et Pajot l'admettent comme pouvant favoriser l'introduction de la main pour pratiquer la version, ou, si le fœtus n'est pas à terme, comme permettant à l'évolution spontanée de se produire.

M. Pinard rapporte dans sa thèse deux cas où M. le professeur Depaul et M. Blot purent, en désarticulant le bras, pratiquer la version qui n'était pas possible autrement.

D'un autre côté, Tarnier, Joulin, Chailly Honoré, Cazeaux, Charpentier et presque tous les accoucheurs pensent que cette section est inutile dans la plupart des cas ; qu'il vaut mieux se servir de ce membre pour attirer à soi la partie qui devrait être divisée ; que l'amputation n'en serait permise que s'il gênait le manuel opératoire par son volume.

OEler, qui défendit en Allemagne l'embryotomie contre les attaques exagérées d'Osiander, faisait d'abord la désarticulation du bras et si cela ne suffisait pas, éviscérait le fœtus pour lui faire exécuter ensuite l'évolution forcée au moyen d'un crochet. Il rapporte trois cas dans lesquels il eut le plus grand succès (1).

II. — *Éviscération.*

Robert Lee pratiquait aussi la brachiotomie, mais ce n'était là que la première phase d'une opération dans laquelle il perforait ensuite le thorax et l'abdomen pour enlever les viscères de ces deux cavités, et pour tenter ensuite la version podalique on pelvienne. Si l'on n'y réussissait pas, il conseillait d'appliquer un crochet mousse à travers l'ouverture du thorax sur la partie inférieure de la colonne vertébrale pour amener l'enfant en double et en faire l'extraction par un mécanisme analogue à l'évolution spontanée (2).

Dubois a tenté une fois le procédé de Robert Lee ; mais après avoir ouvert le thorax il ne put pas amener le fœtus en double ; ayant placé le crochet mousse sur la colonne vertébrale, il raconte que le point d'appui n'était ni assez étendu ni assez solide pour que des tractions énergiques fussent faites sans courir le danger de lâcher prise et de blesser les parties de la mère ; et, après d'inutiles tentatives, il dut se résoudre à prendre le parti de sectionner le cou. A ce propos il dit que l'essai qu'il a voulu tenter lui a laissé une idée peu favorable du procédé opératoire suivi par le docteur Lee et désire que son expérience à cet égard

1. Ueber. Embryotomie. Gemen Deutsche Zeitscrift für Geburscunde, 1832, t. VIII,

2. Robert Lee. — Edinburg médical and surgical journal, t. XXIX, 1828, p. 239.

siot un utile avertissement pour ceux qui seraient tentés de suivre son exemple (1).

En 1867, Ginseppe Posta (2) a proposé de pratiquer l'éviscération sans brachiotomie dans le but de faire ensuite a version forcée, l'évidement du thorax et de l'abdomen donnant, suivant lui, assez d'espace pour aller à la recherche des pieds.

G. Veit (3) faisait la même opération, mais ce n'était plus pour extraire le fœtus par la version, mais bien par l'évolution forcée. Sans crochets, avec les mains seules dont il appliquait l'une au bras procident, l'autre au bassin de l'enfant, il le faisait sortir ainsi. *Conduplicato corpore.*

En 1860, Hubert Boëns (4) a proposé de faire la désarticulation du bras, puis l'éviscération thoracique et abdominale, et après avoir aplati le thorax avec la main pour empêcher les côtes de blesser les parties maternelles, d'aller au moyen d'un crochet mousse attirer la colonne vertébrale pour la sectionner, et enfin d'aller à la recherche de la partie inférieure du fœtus, puis de la partie supérieure.

L'éviscération est encore pratiquée par M. Lucas Championnière, mais aidée de la section du rachis.

Cet accoucheur distingué dit qu'ayant pratiqué un assez bon nombre de fois l'embryotomie avec des ciseaux, il considère la section du cou ou du tronc avec cet instrument comme une œuvre laborieuse, longue, épuisant les forces

1. Thèse Pinard, 1875.
2. *Il filatre sebazio.* Mars avril 1867. .
3. *Manastchrift für Geburscunde* 1861, p. 457.
4. *Journal des sciences médicales de Bruxelles* (juillet 1860).

de la malade et celles du chirurgien. Aussi y a-t-il renoncé. Il préfère pratiquer d'abord l'éviscération, puis
faire la section du rachis avec une sorte de fraise qu'il
applique sur divers points de la colonne vertébrale même
sur la tête et après avoir ainsi réduit le fœtus, il le tire soit
en double, soit en commençant par l'une ou l'autre
extrémité.

On trouve dans la thèse de Grenier en 1881, plusieurs
faits où ce mode d'opérer a pleinement réussi (1).

Michaëlis faisait de même l'éventration, et la spondylotomie pour amener le fœtus en double. Voici comment il
le raconte lui-même (2).

OBSERVATION IV

Procédé de Michaëlis. Spondylotomie.

Une femme, accouchant pour la seconde fois, perdit les eaux le
26 novembre 1833, dans la soirée ; elle avait depuis vingt-quatre
heures des douleurs faibles et puis des douleurs violentes. Trente-six
heures après le début du travail, la sage-femme croyant sentir le
siège tira en bas une petite partie qui se trouvait sous son doigt,
c'était le bras droit. Un accoucheur qui avait été appelé essaya de
faire la version après avoir fait une saignée et ordonné de l'opium,
mais inutilement. Je trouvai la femme le 28 novembre, à dix heures
du soir, avec des douleurs violemment expulsives, mais d'un bon
caractère ; elle était épuisée par le travail, par les tentatives d'opération. Le bras droit jusqu'à l'épaule se trouvait hors des parties
génitales, la poitrine et l'abdomen recourbés se trouvaient dans la

1. Grenier . Thèse Paris 1881.
2. *Das Enge Becken*. Leipsig p. 177, et th. Pimard, 1875

cavité du bassin rétréci, la tête et le siège fortement comprimés au détroit supérieur. Ces parties distendaient le vagin d'une façon excessive et comme je ne l'ai jamais senti. Le col de la matrice était si fortement porté en haut qu'on ne pouvait l'atteindre en aucun point. Je dois ajouter que la jambe et le bras gauche, et plus haut encore une partie du siège et de la tête se trouvaient dans l'intérieur. Peut-être pourtant la tête se trouvait-elle dans le vagin en totalité. J'arrivai à la suite d'explorations, après avoir introduit la moitié de la main, à cette ferme conviction que toute tentative pour faire la version pourrait amener une rupture, et comme j'étais certain que l'enfant était bien mort, je pratiquai l'*éventration*, et je ne pus réussir qu'après avoir *séparé la colonne vertébrale*, parce que la tête et le siège étaient solidement fixés l'un contre l'autre.

La femme guérit rapidement et nourrit encore deux enfants.

Le Dr Macdonald dans une présentation de l'épaule gauche en céphalo-iliaque droite, réussit après, avoir sectionné la colonne vertébrale, à faire la version forcée.

L'éviscération est une opération utile quelquefois, nécessaire même dans certaines circonstances, mais elle est tellement longue, tellement pénible et délicate pour l'accoucheur, d'un si triste spectacle pour les parents et amis de la malade, que, comme le veut M. Tarnier, on ne devrait l'employer que comme dernière ressource (1).

Ce n'est pas, en effet, sans danger pour la mère que l'on peut ainsi perforer le thorax de l'enfant avec les ciseaux de Smellie ou de Levret, introduire à plusieurs reprises la main dans l'utérus pour en retirer les viscères. Et cela fait, on n'a pas fini : il faut qu'on pénètre à la recherche des pieds si l'on veut faire la version, ou qu'on

1. Tarnier, *Dictionnaire Jaccoud*, art. embryotomie.

appplique un crochet sur la colonne vertébrale pour attirer le fœtus en double, si l'on se décide pour l'évolution
forcée.

III. — *Section du tronc.*

La section du tronc pratiquée seule, mais complète, est
désignée sous le nom de méthode de Davis. Voici comment
elle est rapportée par Chailly Honoré (1).

On commence d'abord par fixer le tronc au moyen du
crochet mousse : puis, s'armant de ciseaux puissants un peu
courbés sur le plat, on l'incise sur la partie médiane. La
section successive des parois de la poitrine est faite petit à
petit, puis arrivé sur la colonne vertébrale on l'incise d'un
seul coup, et après cela on recommence de nouveau à agir
lentement en ayant soin de placer l'extrêmité de la main
derrière les parties fœtales.

La séparation faite, on doit se garder de tirer sur le
bras comme on doit le faire après la section du cou ; en
effet, en tirant sur le bras on s'exposerait à engager ensemble dans l'excavation le tronc et la tête. Or, ces parties
qui sont très volumineuses, la poitrine, les épaules et
enfin la tête, ne pourraient être extraites qu'avec des efforts
très considérables et très douloureux pour la mère. Il faut
extraire en premier lieu la partie inférieure du tronc : les
doigts en forme de crochet suffiront. Après cela, on extrait
la poitrine et la tête en tirant sur le bras.

Davis a eu des imitateurs : Simpson faisait la spondylo-

1. *Traité de l'art des accouchements.* Paris.

tomie, ou section complète du rachis, au point qui se présentait au détroit supérieur, à celui qui se trouvait le mieux à portée de la main de l'opérateur (1). Aujourd'hui encore cette opération partage avec la décollation les préférences de presque tous les accoucheurs : elles ne sont, du reste, toutes deux, que les variétés d'une même opération, qui a pour objet la section de la colonne vertébrale, et que M. Tarnier désigne sous le nom de rachitomie.

IV. — *Section du cou.*

Pratiquée et conseillée par Celse, la section du cou fut longtemps oubliée, ou mal appréciée. Rappelée par Asdrubali, elle fut remise en honneur par Desormeaux et Dubois, en France, Smellie, Ramsbotham, en Angleterre. Comme le disent avec raison ces auteurs, on n'aurait jamais dû s'en écarter. On a bien compris aujourd'hui que c'était là le moyen le plus rationnel et le plus facile, celui qui remplit à lui seul toutes les indications. Aussi est-elle admise et pratiquée de nos jours, en France, par nos plus grands maîtres, MM. les professeurs Depaul, Pajot, M. Tarnier et tous leurs élèves, à l'étranger, par Schroder, Van Huevel, Hyernaux, Hubert de Louvain, Nægelé et Grenser, etc.; elle a enfin pris pied dans le domaine de l'obstétrique.

Chailly Honoré, cependant, ne l'admet qu'avec certaines réserves. Voici ce qu'il en dit :

« La décollation est le moyen le plus facile, mais le sé-
« jour de la tête dans l'utérus peut donner lieu à de telles

---

1. Simpson. Traduction de Chantreuil.

« difficultés, à de tels dangers pour la mère, que j'y ai
« renoncé. Il faut bien savoir que la rétraction de la ma-
« trice oppose souvent une vive résistance au passage de la
« tête. C'est pour cela que je repousse la section du cou.
« Je lui préfère la section du tronc directement ou la
« section oblique de la poitrine. En effet, avec le bras
« uni à la tête, vous avez une prise solide sur cette tête et
« vous pouvez la saisir avec le forceps. Au contraire, si le
« col vient à se rétracter tétaniquement, la tête se trouve
« enfermée dans l'utérus inaccessible aux instruments. »

Cette crainte paraît exagérée, car dans aucune des observations d'embryotomie, il n'est question de difficultés de
ce genre ; l'extraction de la tête a toujours été opérée facilement, soit avec la main seule dont un doigt va accrocher
la mâchoire inférieure en pénétrant dans la bouche du
fœtus, soit au moyen du forceps.

Ce n'est pas à dire pour cela que la section oblique soit
un mauvais moyen : mais elle n'est pas indispensable : on
opère suivant la position qu'occupe l'enfant et pourvu
qu'on sectionne, peu importe que la section soit oblique
ou transversale. Quelquefois même on a pu se dispenser
d'une section complète ; la séparation de quelques vertèbres, la section de quelques côtes a pu donner au fœtus
assez de souplesse pour que l'on pût l'extraire par l'évolution forcée.

Les observations suivantes sont des exemples de ces
divers modes d'opérer.

— 35 —

Observation V

Détroncation. — Section oblique.

Gaby, femme Bergier, 32 ans, primipare bien conformée, entrée à la salle le 22 mai 1869, 5 heures matin. — Enceinte de 8 mois environ. Apparition des premières douleurs, 21 mai, 10 heures du soir. Rupture des membranes inconnue. Tentatives de version en ville. A son entrée, procidence de la main droite violacée et insensible. Plus de battements fœtaux. M. Depaul tente inutilement la version à cause de la contraction de l'utérus, le col était énergiquement rétracté sur la tête engagée. M. Depaul sépare le tronc et le bras qui faisait procidence de la tête et de l'autre bras. Il retira donc d'abord le tronc et le bras droit, et immédiatement après, il fit l'extraction de la tête et du deuxième bras, en introduisant le doigt dans la bouche de l'enfant. Terminaison, 22 mai, 9 h. 3/4 matin. Durée du travail 11 heures 3/4. Femme sortie le 7 juin, enfant du sexe féminin, 2340 gr. (1).

Observation VI

Détroncation incomplète et évolution forcée.

Renaut, femme Charneau, 22 ans, bien conformée, un accouchement à terme. — Entrée le 24 avril 1873, à 8 heures du soir, à terme; apparition des premières douleurs, 21 avril, 2 heures après-midi. Rupture des membranes, 21 avril, 11 heures du soir.

Quand M. Depaul la vit à 9 heures du soir, il trouva le bras gauche pendant hors des parties génitales.

La dilatation était complète, mais l'utérus était fortement rétracté

1. Obs. LXI, Th. Pinard.

sur l'enfant, l'épaule et une partie du thorax étaient engagées dans l'excavation. M. Depaul rejeta l'idée de version, fit la détroncation.

Le couétait très élevé du côté gauche, il était très difficile de manœuvrer avec les ciseaux et de les glisser sous les bords de l'orifice contracté sur l'épaule. Néanmoins, M. Depaul parvint à faire plus de la moitié de l'opération et à séparer notamment les vertèbres cervicales. Faisant alors des tractions sur le bras en procidence pour faire descendre le cou et rendre l'opération plus facile, il s'aperçoit que la partie postérieure du tronc avait des tendances à s'engager. S'aidant alors d'un crochet, et par des efforts soutenus sur le bras gauche, on vit en effet, l'autre épaule se dégager ainsi que le reste du tronc.

Terminaison 24 avril, dix heures du soir, durée du travail trois jours et huit heures.

OBSERVATION VII

Détroncation incomplète. — Évolution forcée.

Seigneuric, femme Hérns, âgée de 29 ans, multipare, est toujours accouchée facilement. Cette fois, bien qu'en travail depuis soixante heures, elle ne peut être délivree malgré de nombreuses tentatives de version, faites en ville par une sage-femme et deux médecins. Elle est apportée le 30 à huit heures du matin, à la clinique.

Au moment de son arrivée, elle est en proie à un frisson violent qui dure près d'une demi-heure. Son pouls bat 120 fois par minute, elle a 38°,5 dans l'aisselle. Langue ronge et sèche. Les yeux sont excavés, la lèvre violacée. Abdomen très sensible à la pression. En examinant cette femme on voit qu'entre les grandes lèvres la main gauche du fœtus est très œdématiée, violacée et atteinte déjà par places de putréfaction du derme. En suivant le membre supérieur avec le doigt introduit dans le vagin on arrive sur les côtes, mais il est impossible d'atteindre le creux axillaire. En palpant, il semble que l'on sent la tête dans la fosse iliaque gauche. L'utérus est très rétracté. Le diagnostic porté est C. I. G. de l'épaule gauche.

Après avoir endormi la malade, et placé un lacs sur le poignet qui se présente, M. le professeur Depaul pratique à l'aide des ciseaux de P. Dubois la section de quelques côtes près de la colonne vertébrale.

Mais la rétraction utérine empêche de porter la main plus loin ; M. Depaul renonce à compléter la section du fœtus et espère terminer l'accouchement en faisant accomplir une évolution forcée au fœtus dont la colonne vertébrale est maintenant brisée. Dans ce but un crochet mousse est appliqué à travers l'ouverture faite au corps du fœtus, et des tractions sont exercées à la fois sur ce crochet et sur le bras procident. Après avoir glissé une première fois, le crochet est mis de nouveau en place, et cette fois les tractions suffisent à faire descendre dans l'excavation le tronc de l'enfant. Celui-ci est volumineux, putréfié, emphysémateux.

La femme meurt de septicémie le 13 juin (1).

Mais quelle est la valeur respective de ces divers procédés : amputation du bras, éviscération, section du tronc, section du cou ? Faut-il les admettre tous comme pouvant être applicables en temps utile ou faut-il en adopter un seul à l'exclusion de tous les autres ?

La pratique des accoucheurs dont nous avons parlé, la diversité de leurs méthodes nous montrent suffisamment à quelles difficultés on est exposé et combien il faut se garder d'être absolu. Parmi ceux qui adoptent la décollation comme le moyen le plus rationnel et le plus simple, ne les voyons-nous pas recourir dans certains cas comme M. le professeur Depaul, tantôt à l'amputation du bras, tantôt à l'éviscération ? De même, ceux qui adoptent l'éviscération comme moyen principal ne s'aident-il pas de la section du rachis

1. *Archives de Tocologie*, 1881 p. 141.

et de l'amputation du bras ? Il semble d'après cela que l'accoucheur aux prises avec un fait de ce genre en soit encore réduit aujourd'hui, sans règle et sans méthode, à faire comme il pourra, selon les circonstances, selon son inspiration, guidé seulement par sa sagacité et son expérience.

C'est là, il faut bien le dire, un peu la vérité ; mais il faut avouer aussi que cette insuffisance de règles ne fait qu'ajouter aux perplexités du praticien, que l'effroi de la famille vient encore augmenter. Il faut cependant intervenir, c'est la vie de la mère qui en dépend et il ne faudrait pas que, reculant devant l'énormité de sa tâche, le médecin abandonnât cette malheureuse au triste sort que la nature lui réserve.

Or si, profitant des leçons des maîtres, l'on examine le but que se sont proposé les accoucheurs, on voit que tantôt ils ont voulu se frayer un passage pour pratiquer la version, ou l'évolution forcée, tantôt au contraire, ils ont voulu diviser la tige fœtale transversalement disposée sur le détroit supérieur pour faire l'extraction isolée des deux tronçons du fœtus. Or, entre ces deux méthodes, celle qui semble préférable, celle qui paraît s'adresser sinon à tous, du moins à la plus grande généralité des cas, c'est évidemment la section fœtale. Quand on aura opéré cette section et retiré un des segments, l'autre segment sera là prêt à s'engager, s'il ne l'est déjà par la surface de section elle-même, et l'on aura ainsi changé une présentation transversale en présentation directe.

L'extraction de cette dernière partie sera facile avec les

instruments que nous possédons aujourd'hui, forceps, céphalotribe, etc., et leur application se fera sans peine.

On évitera ainsi de porter la main dans l'utérus pour tenter une version qui serait toujours très difficile ; on évitera aussi les traumatismes d'une évolution forcée. Car ce n'est pas sans faire subir aux parties maternelles quelque contusion ou tout au moins une compression dangereuse que l'on pourrait pratiquer ces opérations ; c'est la mère qu'il faut surtout ménager : c'est l'organisme maternel qu'il faut surtout respecter, le moins qu'on y touchera ne sera que le mieux.

La détroncation suffit à tout, dit M. Tarnier. L'important est de la faire. Or à ce point de vue l'instrumentation était tellement défectueuse jusqu'à ces dernières années que M. Pinard disait en 1875, en répétant les paroles de M. Tarnier :

« *Trouver un instrument simple, applicable à tous les* « *cas, qui fasse de la décollation une opération facile, ce* « *serait à coup sûr rendre un service important et com-* « *bler une lacune dans l'art des accouchements.* »

Mais des progrès ont été réalisés par M. Tarnier lui-même d'abord, puis par M. Thomas et M. Ribemont. En apportant nous-même notre faible concours, nous avons voulu les suivre dans cette voie et nous croyons que l'application méthodique de ces nouveaux moyens simplifiera la tâche de l'accoucheur tout en augmentant les garanties pour la mère.

CHAPITRE IV

Nous ne ferons que mentionner les instruments des
anciens, que l'on a depuis longtemps abandonnés, pour
arriver rapidement à ceux qui ont été préconisés de nos
jours.

Hippocrate, nous l'avons vu, se servait d'un ferrement
dont son pouce était armé pour la décollation.

Après lui, les médecins de l'antiquité n'ont guère employé que des couteaux, des canifs ou des bistouris.

Celse se servait d'un crochet tranchant dans sa partie
recourbée.

Albucasis (1), médecin arabe du xiiᵉ siècle, sectionnait
le fœtus avec un mibda large, ou un mibda à deux lames ;
son mibda large était constitué par une lame oblongue
pointue, tranchante sur les bords, son mibda à deux lames
n'était qu'un couteau dont les lames aiguës étaient recourbées en forme de serpette.

A. Paré se servait aussi d'un couteau en forme de serpette.

Les médecins du dernier siècle qui pratiquaient l'embryotomie à outrance faisaient grand abus des crochets

1. Abbucasis. *La chirurgie*, traduction Leclercs. Paris 1861.

pointus et de crochets tranchants pour dilacérer le fœtus.

Ramsbotham père, comprenant le danger qu'il y avait de blesser la mère avec des instruments semblables, fit construire un crochet à extrémité mousse et renflée, mais dont la concavité était tranchante.

F. Ramsbotham, son fils (1), décrivant le *manuel opératoire*, dit qu'il passe d'abord un crochet mousse pour attirer la partie fœtale, puis il introduit le crochet tranchant en avant du cou du fœtus, et tandis que de la main droite, il imprime à celui-ci des mouvements de scie, l'index de la main gauche passé en arrière de la partie fœtale, ne doit jamais abandonner l'extrémité mousse de l'instrument, pour en diriger l'action. Nous n'avons pas besoin de dire combien ce procédé est incommode et dangereux pour la main de l'opérateur.

Le crochet dont se servait Simpson ne diffère de celui de Ramsbotham qu'en ce que sa concavité présente une rainure où l'on peut à volonté fixer une lame tranchante, il peut ainsi servir de crochet mousse, et de crochet tranchant.

Davis a fait construire un appareil qui se compose de deux branches unies par une articulation semblable à celle du forceps, l'une des branches contient un couteau disposé sur sa face interne ; l'autre lame constitue une espèce de garde au couteau et le cache intérieurement après la section du cou (2).

En 1833, Baudelocque neveu fit connaître son somatome à lame cachée.

<hr>

1. *Obstetric medecin and surgery*. London, 1877.
2. Wasseige. *Des opérations obstétricales*, 1881.

Jacquemier, en 1861, a fait construire par Mathieu des couteaux à lame recourbée en serpette, à extrémité mousse ou aiguë, tranchants dans la partie concave ; ces couteaux sont recouverts par une gaîne métallique que l'on peut facilement retirer après leur introduction et qui est formée de plusieurs anneaux articulés pour suivre la courbure des lames (1).

En 1857 et 1860 ont paru à Vienne et à Wurtzbourg les décapitateurs de Concato et de Scanzoni.

Nous ne nous arrêterons pas à la description de ces appareils qui n'ont du reste pas réalisé les espérances de leurs inventeurs.

Expérimentés par Braün et Lazarewitch, ils n'ont donné que de mauvais résultats (2).

Tous ces embryotomes tranchants sont de mauvais instruments, car ils sont dangereux pour la parturiente et pour l'opérateur et ils ne sectionnent pas ou ils sectionnent mal.

Il faut, en effet, pour faire couper la lame la plus tranchante, lui imprimer des mouvements de scie ; or, dans les instruments de Baudelocque, Concato et Scanzoni, c'est surtout par pression qu'on agit, et comme on est obligé de déployer une très grande force, ils sont sujets à se briser pendant la manœuvre ; et quand aux couteaux, aux crochets tranchants qui ne présentent aucune protection pour la mère, c'est pour ainsi dire en aveugle, au prix des plus

1. Gaujot et Spillmann. *Arsenal de la chirurgie contemporaine.* Paris 1872.
2. Thèse. Thomas 1879.

grands dangers, qu'on les fait manœuvrer dans l'utérus, si toutefois on y réussit.

Ils sont depuis longtemps abandonnés en France.

Le crochet de Ramsbotham est néanmoins encore employé en Angleterre.

En Italie, Rizzoli se sert du fœtotome qui porte son nom, et qui n'est autre chose qu'un couteau enfermé dans une gaine que l'on peut faire descendre dans le manche après application de la lame sur le cou du fœtus (1).

Ces instruments sont certainement un progrès sur les crochets aigus et tranchants des anciens ; mais il n'en est pas moins vrai que pendant la section du cou on peut se blesser, surtout si on a laissé une main conductrice et protectrice dans les parties comme cela est nécessaire, et ce qui est plus triste lacérer les organes de la parturiente.

Procédé de P. Dubois.

En France, P. Dubois imitant en cela Smellie et Asdrubali faisait l'embryotomie avec les ciseaux qui portent son nom.

« Nous ne connaissons aucun procédé, dit-il (2), qui
« soit préférable à celui de très longs ciseaux légèrement
« courbés sur le plat, à lames bien épaisses et tranchantes.
« Avant de procéder à l'opération il est nécessaire de s'as-
« surer du lieu où se trouve le cou. On l'abaisse de la
« main gauche et on sectionne de la main droite. Dans
« cette manœuvre délicate et difficile parce qu'elle s'exerce

1. Chirurgie et obstétrique, traduit de l'italien, par Andreini.
2. Dictionnaire en 30 volumes.

« sur des parties profondément situées et au milieu d'or-
« ganes qui doivent être soigneusement respectés et proté-
« gés, la main et le doigt ne doivent pas un instant aban-
« donner l'instrument. »

D'après Chailly Honoré, P. Dubois s'aidait d'un crochet mousse pour abaisser le tronc du fœtus.

Ce procédé, qui a été plusieurs fois mis en pratique sur le vivant, est encore suivi par M. le professeur Depaul, et a donné plusieurs succès entre les mains de ces maîtres. M. Pinard, dans sa thèse, rapporte 28 cas de détroncation pratiqués par P. Dubois et M. Depaul, sur lesquels 21 femmes sortirent guéries.

Il a donc déjà fait ses preuves et s'impose par sa valeur. Mais une chose semble étrange ; c'est la rareté des obsertions publiées par les médecins, ayant adopté et pratiqué cette méthode.

En présence de ce silence, on est tenté d'attribuer ces succès plutôt à l'habileté des opérateurs qu'au mérite du procédé.

Ce qui le prouverait mieux encore c'est le récit que fait le professeur Gomez Torres, de Grenade, de la peine qu'il éprouva dans une circonstance à pratiquer l'opération par ce moyen.

OBSERVATION VIII

Embryotomie par M. le prof. Gomez Torrès, de Grenade (Espagne).

Le 10 avril 1875, je fus appelé en consultation dans une maison-nette de campagne à une demi-heure de Grenade, pour visiter la dame Francesca Nûnoz, native de Maracena, âgée de 23 ans, à tempérament sanguin, à constitution vigoureuse. La menstruation s'est établie chez elle dans des conditions normales à l'âge de 15 ans ; mariée à vingt ans, elle devint bientôt enceinte ; l'accouchement et ses suites furent des plus normaux.

Une deuxième grossesse se présenta dans de bonnes conditions pendant toute sa durée, mais lorsque apparurent le 6 avril les premières manifestations du travail, l'on dut constater que les contractions utérines se maintinrent très faibles pendant deux jours. Le troisième jour, les contractions augmentant en fréquence et en intensité, la rupture des membranes s'effectua le 9 avril à quatre heures de l'après-midi ; immédiatement après, les contractions disparurent sans que vint à l'esprit de la sage-femme, l'idée de faire venir un accoucheur habile pour effectuer la version ; ce ne fut que dans la nuit du 9 au 10, qu'en présence de la gravité de la position, en voyant la main droite du fœtus engagée dans le vagin, elle demanda l'assistance d'un médecin. Celui-ci s'adjoignit un confrère pour opérer la version le plus promptement possible ; après maintes tentatives on parvint à dégager le pied gauche, mais on ne put accomplir l'évolution complète.

C'est dans ces circonstances que l'on fit appel à mon expérience.

A mon arrivée, je trouvai la dame dans le décubitus dorsal, fatiguée par la durée de la parturition, avec fièvre et excitation extrême, demandant à tout prix à être délivrée.

L'ayant placée dans une position convenable, je pus constater les faits suivants :

Le plus grand diamètre de l'utérus est dirigé dans le sens transversal ; les contractions de l'utérus sont fréquentes et énergiques ; la main droite du fœtus froide et de couleur violacée pend à l'entrée de la vulve ; la face palmaire en avant, le pouce dirigé vers la cuisse droite. On ne perçoit aucun bruit cardiaque. Le diagnostic ne pouvait être douteux.

Présentation du tronc, plan antérieur du corps du fœtus en avant, tête en rapport direct avec la fosse iliaque droite.

Pénétrant alors avec la main droite dans le vagin, je rencontrai le pied gauche sur un plan assez élevé, de manière à me faire renoncer à toute idée de traction sur cette extrémité. Je tentai alors de dégager le tronc lui-même, mais malgré tous mes efforts, en prenant un point d'appui sur mon genou droit, je ne pus imprimer le moindre mouvement d'élévation à l'épaule.

Les tentatives effectuées à l'aide de la main gauche pendant les contractions, étant restées de même infructueuses, d'accord avec les aides de clinique de la Faculté, MM. Lopez, Fernandez et Canadas, nous fîmes connaître à la famille la nécessité de pratiquer l'embryotomie.

N'ayant pu me rendre à son désir de pratiquer sur place l'opération, j'exigeai que la malade fût transportée à Grenade dans la salle de clinique où elle arriva le 11 avril à midi. (Agitation extrême, fièvre, soif ardente, langue noirâtre, vomissements verdâtres, absence complète de contractions utérines). Une heure après, au milieu d'un concours considérable de professeurs et d'élèves, toutes les dispositions exigées en pareille occurence étant prises, cathétérisme vésical, évacuation du rectum, injection mucilagineuse dans le vagin, je me mis à l'œuvre cinq jours après le début du travail, quarante-quatre heures après la rupture des membranes.

Avant tout, je tentai de nouveau la version mais sans succès, en faisant quelques mouvements de traction sur le bras droit du fœtus maintenu par un lacet, afin de dégager l'épaule autant que possible je constatai la désarticulation de l'avant-bras.

Je voulus alors passer une corde autour du tronc d'après le procédé de Pajot. L'extrémité de la corde portait une petite balle que je ne pus faire parvenir à la partie déclive de la partie postérieure du tronc, celui-ci restant toujours fortement engagé au détroit supérieur ; au bout de tentatives inutiles je résolus de pratiquer la décollation par la méthode de Celse.

J'introduisis la main gauche de manière à atteindre le cou, mais non sans difficultés ; n'ayant pu me s.isir du crochet mousse pour obtenir un mouvement de translation vers le détroit inférieur, cette main me servant de conducteur, je saisis avec la droite les ciseaux de

Davis, modérément courbés sur leur plat, et je commençai à sectionner par petites incisions répétées les tissus blancs dans les parties les
plus basses du cou.

Mes doigts pénétrèrent bientôt entre deux apophyses transverses
qui se trouvèrent violemment séparées par la flexion forcée du cou sur
le tronc.

Après la section des ligaments, j'arrivai au canal médullaire, sé-
parant de la sorte le corps des vertèbres. Malheureusement, la courbure des ciseaux n'était pas assez grande pour me permettre de
compléter la section du cou ; j'avais beau incliner les lames des ciseaux
vers la cuisse droite, la pointe n'attaquait que les apophyses transverses du côté gauche.

Ne pouvant ainsi terminer la section, force était d'appliquer le
même procédé sur le tronc, d'autant plus que les tractions, exercées
les jours précédents sur le pied gauche, avaient amené une disposition
telle des parties, que la présentation était intermédiaire entre la présentation franche du tronc et la présentation de l'épaule.

J'essayai de nouveau l'application du crochet mousse ; mais, n'ob-
tenant aucun résultat, je le remplaçai par le crochet de l'une des
branches de la pince à dents de loup de M. Van Huevel (destinée à
l'extraction des fragments du crâne après qu'il a été attaqué par le
forceps-scie).

Tout fut inutile, parce qu'aucun de ces crochets n'offrait la courbure qu'aurait exigée ce cas spécial. C'était peut-être le cas de se servir du crochet articulé de M. Wasseige de Liège (décrit par M. Hyr-
neaux dans son *Traité d'accouchements*); mais ce merveilleux
instrument ne figure pas dans l'arsenal chirurgical de la Faculté, pas
plus, du reste, que le crochet mousse renfermant une scie à chaînette
de M. Van der Ecken.

Dans cette situation, j'exerçai quelques tractions sur le bras droit,
et j'obtins bientôt la désarticulation du bras au niveau de l'épaule.
J'introduisis immédiatement la main pour atteindre le cou, cherchant,
au moyen de mes doigts, à compléter la décapitation ; pendant ces
tentatives, j'observai qu'au moment où l'épaule droite perdait son point

d'appui, la partie supérieure du tronc se relevait tant soit peu, je favorisai autant que possible ce mouvement d'élévation, et saisissant alors le pied gauche qui, comme je l'ai dit, pendant dans le vagin, je parvins, avec quelques tractions, à dessiner l'ovoïde fœtal et à amener bientôt après l'évolution complète du fœtus.

La cinquième vertèbre ne tenait à la sixième que par les ligaments qui unissent les apophyses transverses du côté gauche ; ces ligaments, ainsi que les tissus blancs environnants, étaient légèrement entamés, et cette circonstance a rendu possible, selon moi, l'évolution fœtale.

En raison de l'inertie absolue de la matrice, j'introduisis la main pour faciliter l'expulsion du délivre, qui, du reste, se trouvait comme le fœtus lui-même en pleine décomposition. Toutes ces pénibles opérations avaient duré trois heures environ (1).

P. Dubois reconnaît lui-même que c'est une manœuvre délicate et difficile ; il résulte clairement de ces mots qu'entre des mains inexpérimentées elle peut devenir dangereuse.

En 1864 Mattéi (2) a proposé de remplacer les ciseaux par de fortes cisailles dont les lames sont pointues, courtes et recourbées en dedans et qu'il nomme endotome.

Lasarewitch, accoucheur russe, a inventé il y a une quinzaine d'années un embryotome dont il fait un éloge pompeux : ce n'est encore qu'une paire de ciseaux, dont les lames fortes et recourbées au lieu d'être mises en mouvement par des manches, sont mues par une tige qui, glissant dans un tube en acier, les fait ouvrir ou fermer, suivant qu'on la pousse ou qu'on la retire.

Ce mouvement de la tige s'effectue lui-même au moyen d'un pas de vis. Les lames longues de 4 cent. et demi

1. *Archives Tocologie,* 1877, p. 430.
2. *Bulletin Académie de médecine,* Paris 1864.

sont pointues et laissent entre elles quand elles sont fermées un espace entre leurs bords concaves et tranchants (1).

Plus incommode que les ciseaux, ces appareils donnent encore lieu aux mêmes reproches, c'est qu'il est difficile de diriger leur action dans les parties profondes, et que les organes maternels ne sont pas suffisamment sauvegardés.

Procédé de M. J. Lucas Championnière.

Nous avons exposé plus haut cette méthode. Au moyen d'une fraise en forme d'olive M. Lucas Championnière perfore la colonne vertébrale du fœtus en plusieurs points. Mais, outre que l'on n'obtient pas ainsi une section complète, il y a dans ce procédé la difficulté de diriger le bec de l'instrument, et le danger de dépasser quelquefois le but et de blesser la paroi utérine. L'opération est longue, difficile et dangereuse.

Le Dr Ambroise Guichard de l'école d'Angers a rapporté récemment un cas dans lequel il a employé quatre séances et plus de douze heures à délivrer la femme par ce procédé. Elle a du reste succombé quelques jours après (2).

Procédé de Braün (3).

Ce procédé, très en vogue aujourd'hui en Autriche et en Allemagne, consiste à passer derrière le cou du fœtus un

1. Thèse Thomas, 1879.
2. *Annales de Gynécologie*, juin 1882.
3. Negele et Grenser, trad. Aubenas. Paris 1880, p. 427.

crochet boutonné avec lequel on va luxer les vertèbres cervicales et dilacérer les parties molles.

Voici comment C. Braün, de Vienne, son inventeur, décrit
la manière de procéder :

« Après avoir fait mettre la femme en travers du lit nous
« introduisons une main dans le vagin à côté du bras pro-
« labé (la main gauche quand la tête est à droite et *vice
« versa*) et nous embrassons avec elle le cou du fœtus, le
« pouce tourné vers la symphise et les autres doigts vers
« le sacrum. Afin d'étendre le cou et de l'engager plus
« profondément dans le canal pelvien, nous tirons sur lui
« avec la main introduite en même temps que nous exer-
« çons une traction sur le bras du fœtus.

« Puis de la main restée libre, nous saisissons à pleine
« poignée le manche de l'instrument de telle façon que la
« tige se trouve placée entre l'index et le médius. Le cro-
« chet introduit le long du pouce de la main qui embrasse
« le cou, et le long de la symphise pubienne, est appliqué
« sur la région cervicale, et fixé par une traction vigou-
« reuse ; alors la main qui tient le manche imprime à l'ins-
« trument quelques (5 à 10) mouvements de rotation
« autour de son axe, tout en exerçant une traction con-
« tinué de haut en bas qui presse fortement le crochet
« contre les vertèbres cervicales ; par cette manœuvre la
« colonne vertébrale est luxée, et complètement divisée
« ainsi que les parties molles du cou. Les mouvements de
« rotation ne doivent être imprimés au crochet que dans
« le creux de la main introduite, afin qu'elle frappe celle-
« ci et non pas le vagin, si par hasard il venait à glisser.

« L'opération est terminée sans efforts en quelques minu-
« tes. »

Nous avons peine à croire à tant de facilité ; nous ne
comprenons guère comment un instrument mousse comme
le crochet, peut sectionner sans efforts les parties molles et
les ligaments, et nous serions tentés de croire qu'il faut au
contraire déployer assez de force et de violentes secousses.
Du reste, nous avons entendu M. Budin, qui a assisté à
Vienne à l'application de ce procédé par un des élèves de
Braün, nous dire que ce n'était qu'au bout d'un assez
long temps et aux prix de beaucoup d'efforts qu'il était
parvenu à opérer la décollation. -

Or, en opérant ces fortes tractions, on risque fort de
contusionner le segment inférieur de l'utérus sur lequel la
tête fœtale vient appuyer, de léser même par ces saccades
les organes situés derrière la symphise.

Cet instrument est simple et peu coûteux sans doute,
son introduction facile pourra en faire un utile adjuvant
dans certains cas, soit pour opérer des tractions, soit pour
tracer la voie à un autre appareil, mais pour la section
elle-même, nous ne pouvons, malgré les succès qu'on lui
rapporte, nous empêcher de le considérer comme très dé-
fectueux.

Devant les dangers des instruments tranchants et l'insuffisance du crochet mousse, on a songé depuis longtemps à
scier le cou du fœtus, et on a proposé successivement
pour cela une scie à chaîne (Vander Ecken), une chaîne
d'écraseur (Simon, Hubert de Louvain), une simple ficelle
(Pajot), une ficelle-scie (Thomas) un fil de fer, une corde
à boyau (Heyerdalh, Faye, Hoffmann).

La chaîne d'écraseur que tout le monde connaît n'étant flexible que dans un sens, présente des difficultés pour sa direction : si elle tourne et qu'elle vienne s'appliquer de champ, elle casse. De plus, elle sectionne bien les parties molles, mais arrivée sur la colonne vertébrale, elle se trouve arrêtée par les os.

La scie à chaîne ne présente pas ce dernier inconvénient, mais, possédant le même mode d'articulation, elle offre aussi peu de solidité. Son maniement du reste présente des dangers pour les mains de l'opérateur.

Le fil de fer et la corde à boyau pèchent soit par le peu de souplesse, soit aussi par le défaut de résistance.

La ficelle simple elle-même, malgré les règles que M. Pajot a posées pour son emploi, peut se rompre par l'usure sur les corps vertébraux comme cela est arrivé aux docteurs Kild de Dublin et Wasseige de Liège dans deux cas dont M. Thomas rapporte les observations dans sa thèse.

Parmi tous ces moyens, le meilleur, à notre avis, est la ficelle de Pajot, modifiée par Pierre Thomas. Ce n'est autre chose que la ficelle que l'on désigne vulgairement sous le nom de fouet, sur laquelle on a enroulé un mince fil de fer ; ce fil de fer dont les tours de spire sont distants de quelques dixièmes de millimètre environ en fait une véritable scie, et décuple sa puissance.

C'est en 1863 que M. le professeur Pajot a fait connaître son procédé à la ficelle ; Hyernaux a voulu en revendiquer la priorité en faveur de Heyerdalh et de Kierulf qui l'auraient fait connaître en 1856. Mais dans une lettre publiée dans les annales de Gynécologie, ce savant professeur a démontré que dès 1853-1854, il avait exposé sa méthode dans ses cours, et que du reste le véritable inventeur était Ph. Boyer qui avait le premier indiqué la section des tissus au moyen d'un fil, ce qu'il appelle la serscission (1).

Mais quel que soit l'élément employé, deux conditions essentielles restaient encore à remplir :

Il fallait passer la ficelle ou la chaîne autour du cou de l'enfant.

Il fallait de plus, que pendant qu'on exécuterait les mouvements de scie, les parties de la mère fussent protégées contre toute lésion.

C'est à cela que se sont efforcés les accoucheurs, et c'est dans ce double but que plusieurs appareils ont été imaginées.

Embryotome de Jacquemier

En 1861, Jacquemier a présenté à l'Académie de médecine un instrument qui est une ingénieuse combinaison du crochet mousse et de la scie. Il se compose :

1° D'un crochet mousse creusé, dans toute son étendue, d'un canal à rainure, du côté de sa concavité.

2° D'une tige portée sur un manche, glissant librement dans le canal du crochet et terminée par une série de lames articulées.

3° D'une seconde tige portant des chaînons à scie et pouvant remplacer la première, sans qu'on déplace le crochet.

4° D'une gaîne mobile qu'on peut glisser jusqu'au crochet.

____

1. Thèse Thomas 1879.

Pour se servir de l'instrument, on introduit le crochet muni de sa gaîne, on le place sur le cou, puis on fait glisser la tige à lames le long de la rainure, dans la concavité du crochet et l'on opère la section des parties molles jusqu'à la colonne vertébrale. On remplace alors la première tige par celle qui porte les chaînons à scie, et l'on divise les os ; enfin, on réintroduit la tige à lames pour achever de couper les parties molles (1).

C'est là un bon instrument qui protège bien la mère, un peu moins peut-être la main qui le dirige ; il sectionne bien au moyen de ses deux scies les parties molles et les os, et a toujours donné de bons résultats sur le cadavre. Malheureusement, il est assez compliqué. Ce désavantage joint à son prix élevé a été la cause de son peu de faveur et nous ne sachons pas qu'il ait jamais été employé sur le vivant.

Instrument de Van der Ecken (2).

C'est un crochet mousse contenant dans son intérieur une scie à chaîne dont quelques chaînons seulement sont tranchants. La scie à chaîne est arrêtée à l'extrémité du crochet mousse par un petit bouton percé de plusieurs trous.

Après avoir placé le crochet, on va à la recherche du bouton terminal que l'on tâche d'accrocher en introduisant dans un de ses trous un second petit crochet ; cela fait, on tire à soi la chaîne dont la partie coupante vient

1. Gaujot et Spillman *Loco cit*.
2. Wasseige, *Opérations obstétricales*, Paris 1881.

faire saillie à travers une rainure située dans la concavité du crochet ; on glisse enfin la chaîne dans une tige métallique creuse qui s'adaptant à l'extrémité du crochet, forme un tout continu, une véritable anse métallique entourant le cou de l'enfant. Quelques mouvements alternatifs exercés par un aide, tandis que l'accoucheur maintient les manches de la tige et du crochet et les attire à l'extérieur, suffisent à couper toutes les parties fœtales sans danger pour la mère.

On peut faire à cet instrument plusieurs objections :

Il est difficile d'accrocher le bouton terminal ; la scie à chaîne peut se tordre et se casser très facilement ;

Les deux parties, tige et crochet, sont difficiles à maintenir dans une adaptation parfaite ; or, si elles se déplacent, la chaîne vient buter et peut être enrayée dans ses mouvements.

La nécessité d'un aide intervenant par un rôle actif contribue encore à rendre le maniement de cet appareil difficile.

Enfin, au dire d'Hubert de Louvain (1), il marche assez mal et coûte trop cher pour les services qu'il peut rendre.

Crochet de Mathieu.

C'est un tube creux, recourbé à son extrémité supérieure et entouré en bas par un manche. Le tube est fendu dans toute sa longueur. Lorsque le crochet a été appliqué sur le cou de l'enfant, on pousse dans le canal une tige de

1. Traité d'accouchements, 1869.

baleine. Lorsque celle-ci est amenée au dehors du vagin, on y attache une scie à chaîne, on la retire et la scie à chaîne sort par la fente de l'instrument et s'applique sur le cou du fœtus. On fait alors glisser sur le tube et le plus profondément possible, une gaine protectrice. Celle-ci présente, près de son extrémité supérieure, un bouton dont la base est fendue. On introduit dans cette fente l'une des extrémités de la scie à chaîne ; l'autre extrémité de celle-ci est contenue dans le tube et sort près du manche de l'instrument (1).

On fait alors maintenir le crochet par un aide et l'on fait exécuter à la scie à chaîne des mouvements de va et vient.

Cet instrument présente comme le précédent la difficulté d'aller saisir le bout de la chaîne. On n'y parvient qu'avec difficulté.

De plus les deux chefs de la scie à chaîne se trouvant très rapprochés au niveau du bouton de la gaîne protectrice, leur glissement devient très pénible ; et la chaînette n'étant pas soutenue et dirigée peut s'infléchir et se rompre. Il est en outre d'un prix élevé et ne remplit qu'imparfaitement les conditions de garantie pour la mère.

Procédé de Pajot.

Voici comment M. le professeur Pajot expose son procédé (2) : « Avec un lien formé par une forte soie, ou, ce « qui est mieux encore parce que cela est plus commun et « se trouve partout, avec un lien formé par le gros fil,

1. Wasseige, *loco cit.*
2. Pajot. (Recueil des œuvres), Paris, 1882, p. 115.

« connu vulgairement sous le nom de fouet, on peut opérer
« la section du fœtus en moins d'une minute et sans aucun
« danger de blesser les organes maternels. Restent les mo-
« yens de placer ce fil. Dans aucun des rétrécissements
« extrêmes que j'ai pu observer, il ne m'a été impossible
« de passer un crochet mousse ; dans les cas de rétraction
« excessive où la main ne peut pas pénétrer, le crochet
« mousse passe et assez facilement.

« Or, pour ne pas augmenter le nombre des instruments
« nouveaux, je me suis contenté de faire creuser dans le
« crochet mousse du forceps, une rainure destinée à rece-
« voir un fil auquel est attachée une balle en plomb trouée,
« qui, par sa forme et son poids, amènera le lien jusqu'à
« la main de l'opérateur.

« Le crochet mousse étant placé sur le col du fœtus
« comme pour l'embryotomie ordinaire, si la compression
« des parties empêchait la balle de trouver un passage, une
« simple pression avec le doigt ou une tige mousse exercée
« sur le fœtus déterminerait immédiatement une sorte de
« gouttière dans laquelle la balle viendrait elle-même s'en-
« gager. »

« Une fois le fil placé et les deux bouts saisis par la
« main de l'opérateur, le crochet mousse est retiré, les
« deux chefs du fil sont engagés dans un speculum en bois
« ordinaire qui est appliqué dans le vagin pour protéger
« les parties maternelles. »

Ce procédé a été déjà employé avec succès sur le vivant
mais il a aussi souvent échoué entre les mains d'opérateurs
habiles (1). Il est, en effet, difficile de saisir le bout de la

1. Voir observation VIII.

ficelle derrière le cou du fœtus, la balle de plomb malgré son poids ne descend pas toujours, est arrêtée dans sa marche par le moindre repli de la partie fœtale ou de la paroi utérine ; et il est arrivé qu'après des tentatives inutiles on a été obligé d'y renoncer. Le speculum poussé profondément garantit bien les parois vaginales, mais si le col de l'utérus se trouve très rétracté sur la partie fœtale les mouvements de scie imprimés à la ficelle pourront encore au début de la section surtout, être une cause de lésion pour cet organe ; enfin, ainsi que nons l'avons dit, la ficelle peut se rompre.

Quoi qu'il en soit, la simplicité de la méthode a séduit les accoucheurs, et comme toute la difficulté consistait dans le placement de la ficelle, c'est à résoudre cette difficulté qu'ils se sont appliqués.

Crochet de Heyerdalh.

Heyerdalh a inventé en 1855, d'après Kild, un crochet creux dont l'extrémité recourbée forme environ un tiers de cercle, contenant dans son intérieur un fil métallique. Lorsque le crochet est placé, on fait saillir le fil métallique. On fixe alors une ficelle au bout du fil métallique, et en retirant celui-ci, on forme une anse autour du cou de l'enfant. A la suite de la ficelle, on fait passer une chaîne ou un fil métallique avec lesquels on opère la section.

Procédé de Kild.

Kild adoptant le procédé de la ficelle, a proposé de se

servir pour la passer d'un cathéter élastique armé d'un mandrin solide ou mieux encore d'une sonde utérine. On attache la ficelle au bout du cathéter et on la ramène avec lui (1).

Le Dr Chiarleoni a proposé un instrument analogue ; c'est un crochet mousse disposé comme une sonde d'homme dont l'extrémité renflée se détache et tombe par son poids comme la balle de plomb de Pajot. En allant à sa recherche, on attire sur le cou du fœtus la ficelle sécatrice (2).

M. Tarnier a fait construire en 1862 un crochet mousse ressemblant à la sonde de Belloc ; le crochet appliqué, on pousse le ressort qui vient faire saillie à la vulve, et y reçoit un fil qui embrassera le cou dans son anse. M. Tarnier voulait se servir de son appareil pour attirer une chaîne d'écraseur ; mais ayant reconnu que le ressort du crochet ne fonctionne pas toujours au gré de l'opérateur, il y a renoncé (3).

Vaust de Liège a adapté au crochet mousse du forceps un ressort analogue à celui de la sonde de Belloc.

Hubert de Louvain et M. Tarnier ont fait creuser un chas sur l'olive du crochet qui termine le manche du forceps. Ils passent dans le chas une ficelle qui est retenue par un nœud à rosette : le crochet placé en avant du cou de l'enfant, on va à la recherche du nœud à rosette et on attire la ficelle. La ficelle une fois placée, on fait passer

____

1. Catalogue of instruments exhibited of the conservation of the obstetrical Society of London. Kild, the Dublin Quartely journal of medecine science. May 1871.

2. (Gazetta della cliniche 1875).

3. Tarnier, Dict. Jaccoud. Art. Embryotomie.

sur le cou à volonté une scie à chaîne ou un écraseur linéaire ou une ficelle à fouet. Si même on était pris au dépourvu, dit M. Tarnier, on pourrait faire coudre sur l'olive du crochet une petite calotte de toile à laquelle on fixerait la ficelle.

Procédé de Wasseige.

Wasseige de Liège a invité en 1864, un crochet mousse articulé qu'il a modifié depuis en 1876.

Ce dernier modèle se compose d'une tige métallique creuse portée sur un manche de bois et présentant dans toute sa longueur un canal central ; la tige est articulée avec trois pièces métalliques de même dimension, et également articulées entre elles. Toutes les articulations sont placées du même côté. Du côté opposé toutes les pièces, sauf l'extrémité libre de la dernière, sont taillées en biseau ainsi que les extrémités de la tige pour pouvoir constituer par leur flexion un crochet ordinaire.

Dans le canal se trouve une chaîne métallique ; elle prend son point d'attache à la dernière pièce mobile, traverse tout l'instrument et vient se fixer dans le manche à une tige métallique quadrangulaire terminée par une vis, et mise en mouvement par un écrou ; une cloison percée d'un trou quadrangulaire placé dans le manche empêche la tige qui traverse cet écrou de tourner sur elle-même. La tige qui commande la chaîne peut donc s'abaisser ou se relever ou en d'autres termes fléchir les phalanges et les relâcher. Une tige mince creuse se place à frottements doux sur la face externe du crochet et s'étend des phalanges au

manche de l'instrument ; cette tige sert quand elle est re-
montée à ramener les phalanges dans l'extension.

Pour pratiquer la décollation, on glisse un long ressort
d'acier dans un petit canal situé près du manche et abou-
tissant dans le canal central ; le ressort glisse en arrière
de la chaîne et vient ressortir à l'extrémité de la dernière
phalange. On place alors le crochet étendu en avant du
cou de l'enfant ; on ploie l'instrument sur le cou et on
pousse le ressort jusqu'à ce qu'il vienne ressortir à la vulve.
On y attache alors soit la ficelle, soit la chaîne, et on ramène le tout en enlevant le crochet après l'avoir étendu
de nouveau (1).

Crochet de Stanesco

Le crochet de Stanesco (2) diffère de celui de Vasseige
en ce que :

1° Le nombre des phalanges est porté à vingt ;

2° Le tendon extenseur est représenté par un tube intérieur, ayant comme longueur la longueur totale de l'instrument et mobile de bas en haut et de haut en bas dans
la tige métallique creuse et dans les canaux des phalanges ;

3° Le rôle de tendon fléchisseur est rempli par la scie à
chaîne, destinée à opérer la section.

Cette scie à chaîne est arrêtée à l'extrémité de la dernière phalange par un bouton. Le crochet placé, on va à
la recherche de ce bouton et en retirant l'instrument on
laisse la scie à chaîne appliquée sur le cou du fœtus.

1. Wasseige. *Loco cit.*
2. Thèse. Paris, 1869.

Crochet d'Hyernaux.

Le crochet d'Hyernaux diffère des deux premiers en ce qu'il est massif au lieu d'être creux.

Ses quatre phalanges articulées en arrière et sur les côtés présentent deux gouttières ou gaînes qui se continuent d'une phalange à l'autre : une à leur face dorsale pour une tige métallique qui descend vers le manche et joue le rôle de tendon extenseur ; l'autre, à leur face palmaire pour la ficelle sécatrice qui sert en même temps de tendon fléchisseur (1).

Crochet décollateur de Verardini.

Le professeur Verardini, de Bologne, a fait connaître récemment un nouvel instrument qui n'est encore qu'une modification du crochet de Wasseige (2). Il se compose :

D'une tige métallique creuse, de la grosseur de l'auriculaire d'un adulte, qui est adaptée à un manche d'ébène. La longueur totale est de 40 centimètres ; 29 pour la tige, 11 pour le manche. Sur les parois latérales de ce dernier, se trouve une aiguille indiquant le degré de flexion du crochet. Sur sa face antérieure, à 2 centimètres au-dessous de la tige métallique, est une ouverture ovalaire, qui livre passage à une ficelle de 80 centimètres de longueur environ.

1. Thèse Pinard, 1875.

2. *Di un nuovo uncino ostetrico articolato e decollatore. — Del dottore Fernando Verardini, Bologna Tipi Gamberini e Parmeggiani, 1880.*

La tige est terminée par neuf phalangettes articulées entre elles. L'auteur a donné une petite courbure à la 8ᵉ pièce pour faciliter l'introduction, parce qu'il a constaté, dans des expériences sur le cadavre, qu'un instrument tout à fait droit peut venir buter contre les parties maternelles ou fœtales et les léser. La phalange terminale est fenêtrée et peut se détacher.

Un ressort, fixé par deux petites vis aux sept phalanges inférieures et laissant les deux autres libres, se trouve dans la paroi postérieure du crochet (il donne plus de solidité).

A l'intérieur de la tige creuse est logée une tige d'acier terminée à son extrémité supérieure par des pièces articulées comme le crochet, elle est serrée dans le manche et dépasse celui-ci de deux centimètres environ. Cette dernière partie est à pas de vis. Sur cette vis se meut un écrou à ailerons, qui, lorsqu'il est mis en mouvement dans un sens, force la partie articulée de l'instrument à se recourber en forme de crochet.

Celui-ci peut servir à exercer des tractions sur le cou, l'aine, la bouche, le pli du coude, etc.

Lorsque l'instrument est appliqué et fléchi, si l'on veut faire la section du cou, on le confie à un aide, on cherche avec l'indicateur la pièce fenêtrée, puis on saisit celle-ci avec un petit crochet métallique, et l'on tire. La première phalange se détache alors de la deuxième à laquelle elle est seulement fixée par un petit ressort, et elle entraîne avec elle la ficelle attachée à son extrémité interne.

Tous ces instruments sont très ingénieux, mais ils sont loin de répondre parfaitement au but que se sont proposé les auteurs : le passage rapide de la ficelle ou de la chaîne.

A ce point de vue ils ne sont que la reproduction du procédé de Pajot, et on peut dire que les modifications qu'on lui a fait subir constituent plutôt des complications que des progrès. Qu'importe qu'on emploie le crochet articulé, le crochet du forceps, une sonde d'homme ou tout autre instrument ! Ne faudra-t-il pas toujours aller accrocher le lien derrière la partie fœtale? C'est là le point difficile et essentiel : Comment le saisir ? L'index ne suffit pas à lui seul pour l'entraîner ; l'index et le médius accolés n'y réussissent que rarement ; il faudrait pour cela pouvoir passer le pouce et l'index et ce sera le plus souvent impossible. Quant à ceux qui comme Vasseige poussent un ressort à l'extrémité du crochet ils ne font pas autrement que M. Tarnier avec la sonde de Belloc, et nous avons vu qu'il avait dû l'abandonner. La balle de plomb de Pajot est encore préférable à toutes ces méthodes et nous avons vu qu'on échouait souvent ; ils n'offrent du reste pas plus de garanties pour la mère, et ceux dans lesquels on emploie la scie à chaîne sont encore moins inoffensifs.

Le docteur Pierre Thomas (thèse, Paris 1879) a proposé un moyen mixte d'embryotomie au moyen du crochet de Braün et de la ficelle scie ; il a fait creuser sur la convexité du crochet de Braün une gouttière destinée à recevoir la ficelle. Le bouton du crochet est fendu et la ficelle s'y trouve fixée par un nœud et une boucle ; près du manche se trouve un point d'arrêt sur lequel on enroule la ficelle en la tendant fortement.

L'instrument se place comme le crochet de Braün ; on va à la recherche de la boucle ménagée à l'extrémité de la ficelle, puis l'attirant au dehors, on fait passer les deux chefs dans un protecteur formé de deux tubes métalliques adossés comme les canons d'un fusil double et destinés à ménager le vagin pendant les mouvements de scie.

Ce procédé constitue un progrès réel par son moyen de section, la ficelle-scie, qui unit la souplesse de la ficelle à la solidité et à la puissance de section de la scie à chaîne. Mais le placement en est toujours difficile : on doit ajouter que ce qui fait son mérite pour la facilité de la section, en fait un danger de plus pour les organes de la mère.

Le docteur Barnes a proposé de passer autour du cou du fœtus un fil métallique, puis au lieu de sectionner par un mouvement de scie, de fixer ce fil à l'écraseur linéaire (1).

Enfin nous trouvons dans les Archives de tocologie (1881) un procédé dont l'auteur n'est pas désigné. Il consiste à entourer le cou de l'enfant d'une corde de la grosseur d'une plume d'oie ; on noue solidement les deux chefs de la ficelle ensemble, puis avec un morceau de bois d'une longueur de 15 centimètres environ qu'on place en travers entre les deux chefs, on fait le tourniquet pour imprimer à la corde une torsion qui sectionne l'enfant par l'écrasement linéaire. Ce procédé, d'après l'auteur, a pour but de remplacer le spéculum qu'on peut ne pas avoir sous la main.

Ce ne sont là que des modifications opératoires sans importance. Toute la difficulté étant dans le placement du lien, on peut considérer lorsque cela est fait, l'opération comme terminée, quelques mouvements de scie sectionneront les tissus plus rapidement que l'écraseur.

---

1. Thèse Thomas, 1879.

Tous les procédés que nous venons de voir étaient loin d'être des instruments complets, c'est-à-dire dont l'application permît le placement facile d'un moyen de section sur le fœtus, et au moyen desquels la section pût se faire sans danger pour la mère.

Aussi les accoucheurs, non satisfaits des résultats obtenus, se sont-ils remis à l'œuvre à la recherche d'un moyen plus parfait. Nous avons vu paraître successivement :

Le forceps-scie de M. Van Huevel.

L'embryotome de M. Tarnier.

L'embryotome du Dr Thomas.

L'embryotome du Dr Ribemont.

Le forceps-scie de M. Van Huevel, quoique destiné spécialement aux présentations céphaliques, a été proposé par son inventeur et appliqué même avec succès dans les présentations du tronc.

Comme l'embryotome de M. Tarnier est basé sur le même mécanisme, nous devons en donner une description rapide.

Forceps-scie de Van Huevel.

C'est un forceps ordinaire dont chaque cuillère est creusée vers sa concavité d'une double coulisse en T renversé. La jambe du T serait représentée par la rainure qui s'ouvre vers la concavité de la branche et donne passage à une scie à chaînette qui se porte d'une branche à l'autre. La portion transversale du T loge deux tiges métalliques destinées à guider la scie à chaîne. Ces deux lames métalliques sont dentelées et une crémaillère située près de l'articulation les fait mouvoir de bas en haut. Les deux chefs de la scie à chaîne viennent sortir également près de l'articulation. Lorsque l'instrument est appliqué et articulé, un aide fait monter les lames conductrices pour porter la chaîne sur les parties fœtales, pendant que l'opérateur exécute les mouvements de scie.

Cet instrument dont les auteurs belges se plaisent à rapporter les succès est d'un maniement très délicat ; il est de plus d'un prix tellement élevé qu'il n'a pas réussi à se vulgariser en France. Du reste dans les présentations du tronc, l'application en est très difficile à cause de la largeur des cuillères. C'est pour cela que M. Tarnier a voulu le modifier en vue de la rachitomie.

Embryotome Tarnier (1).

Les branches de l'embryotome Tarnier sont beaucoup moins larges et ne présentent de courbure que d'un seul côté. L'une d'elles, destinée à être placée en avant est presque droite ; l'autre décrit une courbe semblable à celle de la face antérieure du sacrum. Elles s'articulent à la manière du forceps de Thénance, et une courroie placée vers la partie moyenne sert à les rapprocher après leur application. Pour le reste, la manœuvre est absolument semblable à celle du forceps-scie.

Cet instrument est bon, mais il présente cet inconvénient que la section s'opérant de bas en haut on ne sait jamais dans quelle direction elle se fera ni si elle sera com-

____

1. *Annales de Gynécologie*, t. 7 p. 233.

plète. Il peut arriver ce qui est arrivé à M. Budin, de se trouver n'avoir sectionné qu'un bras ou une partie du tronc, et de n'avoir pas divisé la colonne vertébrale (1). Cet accident est d'autant plus à craindre que les branches n'étant unies qu'à leur partie postérieure, peuvent se déplacer dans leur portion intra utérine et, au lieu d'embrasser le tronc du fœtus, ne circonscrire dans leur intervalle qu'un segment plus ou moins considérable.

Sa manœuvre est d'ailleurs délicate comme celle du forceps-scie, et ce mécanisme compliqué le rend fort cher.

Embryotome Thomas.

M. le docteur Pierre Thomas a modifié l'embryotome de M. Tarnier en vue de le rendre moins coûteux et d'obtenir un résultat certain, quand on l'aurait appliqué. Son instrument se compose de deux branches, l'une presque droite, l'autre fortement recourbée. Ces deux branches sont creuses et fendues dans toute leur longueur d'une rainure qui fait communiquer leur cavité avec l'extérieur. Elles s'articulent au-dessous de leur partie moyenne comme les branches du forceps ordinaire et se trouvent dans leur partie extra-utérine complètement accolées. On passe une des branches, la branche courbe ou postérieure, en arrière du cou ou du tronc du fœtus; puis la branche antérieure en avant. On articule et on ramène les extrémités extérieures des branches en contact parfait. A ce moment précis les extrémités antérieures sont superposées

1. Obs. IV, th. Thomas.

de telle façon que le bec de la branche postérieure vient se cacher au-dessous de celui de la branche antérieure et que leurs cavités s'abouchent presque à angle droit, le canal de la branche postérieure qui se continue jusqu'à son extrémité, communiquant avec celui de la branche antérieure par une ouverture de même calibre percée à la face concave de celle-ci.

Le bout de la branche antérieure se trouve ainsi fermé, arrondi, dépassant un peu et comme coiffant sa congénère.

L'instrument appliqué, M. Thomas se sert de deux baleines ; l'une dite baleine de sûreté, l'autre baleine conductrice. La baleine de sûreté est engagée dans le canal de la branche postérieure qu'elle parcourt dans toute sa longueur ; elle porte à son extrémité une petite plaque en ivoire destinée à fermer l'orifice profond de ce canal. L'autre, baleine conductrice, est passée dans la branche antérieure et doit parcourir successivement le canal des deux branches.

A l'un de ses bouts, elle est fixée à une tige métallique avec anneaux qui permet de la pousser plus facilement. Près de l'autre bout, elle est percée d'un chas destiné à fixer une ficelle ordinaire à laquelle on attachera la ficelle-scie. Sur cette baleine, il y a un point de repère destiné à indiquer que la baleine a parcouru dans toute sa longueur le canal de la branche antérieure. Quand la baleine conductrice a été poussée jusqu'à son point de repère qu'elle va émerger par l'orifice profond de la branche antérieure, l'opérateur doit fixer attentivement ses yeux sur la baleine de sûreté qui doit être repoussée au dehors à ce moment précis. Si cela a lieu, on est sûr que la baleine conductrice a pénétré dans la branche postérieure ; on retire la baleine de sûreté et on pousse l'autre jusqu'à ce qu'elle émerge de l'orifice extérieur de la branche postérieure. L'opérateur passe alors une ficelle ordinaire dans le chas de la baleine, y fait un nœud pour la fixer par l'un de ses bouts et attache l'autre bout à la ficelle-scie. Puis il retire du canal la baleine conductrice qui entraîne autour de la partie fœtale la ficelle ordinaire ou la ficelle-scie. La ficelle-scie sortant de la cavité des branches par la rainure vient s'appliquer sur le fœtus et quelques mouvements rapides de va et vient suffisent à le sectionner de haut en bas.

Quand la section est terminée, la scie sort de l'embryotome.

« Sur le modèle que nous avons fait dessiner, dit le « Dr Thomas, le canal n'est pas onvert dans toute sa lon- « gueur ; mais il est facile de le faire. L'opération achevée, « on retire les branches l'une après l'autre et on extrait « les parties fœtales. » Plus loin il ajoute : « On nous a « objecté que la ficelle-scie pourrait peut-être sortir de « l'instrument pendant l'opération. Cela n'arrive pas à un « opérateur attentif. Toutefois, pour répondre à cette objec- « tion nous avons fait fabriquer une sorte de fer à cheval « dont les deux branches sont poussées dans le vagin à « une certaine profondeur. Elles empêchent la ficelle-scie « de sortir de l'intervalle limité par les branches. »

M. Tarnier a dit en présentant cet instrument à la Société de chirurgie : « Cet embryotome construit sur les mêmes principes que le mien est certainement un progrès ; il est plus simple et il scie de haut en bas, ce qui vaut mieux. »

On ne peut méconnaître, en effet, que l'idée de M. Thomas de circonscrire le cou ou le tronc du fœtus, d'un canal qu'une baleine traverse facilement dans toute sa longueur entraînant avec elle la ficelle sécatrice, est ingénieuse : toutefois on peut faire à cet appareil les reproches suivants :

1° Le premier inconvénient, majeur, capital, c'est que les extrémités antérieures ou profondes des branches n'étant que juxtaposées, la communication du canal de l'une avec celui de l'autre est très délicate à obtenir : il faut pour cela que leurs orifices se correspondent avec une précision mathématique ; or, supposons ce qui ne peut manquer, la moindre résistance, le moindre obstacle qui les fasse dévier, et il arrivera ou que la baleine ne pourra plus passer d'une branche dans l'autre, ou, ce qui est pis encore, que s'engageant à côté, elle ira blesser l'utérus, le perforer peut-être.

M. Thomas l'a bien compris, et c'est pour cela qu'il a été amené à imaginer sa baleine de sûreté qui est pour ainsi dire la boussole de l'opérateur. Mais, outre qu'elle est une complication, cette baleine doit pour être repoussée, recevoir une impulsion assez forte, et si les orifices ne s'abouchent pas exactement, c'est sur la paroi utérine que ces efforts vont porter : elle peut même devenir par sa présence une nouvelle cause de déviation de la baleine conductrice.

2° Les branches venant se rejoindre à angle droit par leurs extrémités antérieures, il s'ensuit que la baleine conductrice aura à décrire un coude très prononcé qui augmentera les frottements et les difficultés de son passage. Cette différence de courbure dans les deux branches donne encore lieu du reste à un autre reproche sur lequel a insisté M. Guéniot et que nous signalerons plus loin.

3° Les branches étant accolées dans leur portion rectiligne et leurs cavités communiquant de l'une à l'autre par la fente qu'elles portent dans toute leur longueur, il s'ensuit que les mouvements de la ficelle-scie se trouvent gênés, les deux chefs pouvant se mêler et s'accrocher entre eux.

4° Enfin, comme M. Thomas le reconnaît lui-même, la ficelle peut s'échapper de l'instrument pendant la section, ce qui nécessite l'emploi d'un fer à cheval embrassant les branches et poussé très haut dans le vagin — ce fer à cheval même ne suffit pas toujours à les maintenir et on retombe alors dans l'inconvénient d'une insuffisante protection pour la mère.

M. Guéniot a reproché en outre à l'appareil de M. Tarnier et à celui de M. P. Thomas, leur complication matérielle et la difficulté du maniement, l'impossibilité d'embrasser le cou, quand il n'est pas dirigé transversalement ; et surtout l'impossibilité de les appliquer au détroit supérieur, puisque la branche courbe a été faite pour être introduite dans la concavité du sacrum (1).

Embryotome du Docteur Ribemont.

En décembre 1881 M. le Dr Ribemont a fait connaître un appareil qui a été présenté à l'*Académie de médecine* par M. Tarnier et dans lequel il a cherché à remédier aux imperfections de l'embryotome de M. Thomas.

1. *Annales de gynécologie*, T. VII, p. 236 et T. 11, p. 456.

Cet instrument se compose :

D'une tige creuse de 40 cent. environ recourbée à son extrémité à la manière du crochet de Braün. La partie concave est creusée d'une rainure qui se continue jusque vers la partie moyenne de la tige : l'extrémité postérieure est fixée à un manche disposé en T ressemblant également à celui du crochet de Braün à cette différence près, qu'il est dirigé dans le plan de la courbure et qu'il est divisé par la tige en deux parties d'inégale longueur. La partie la plus longue porte à son extrémité une sorte de mortaise ; dans l'intérieur de la tige se trouve une lamelle métallique analogue au ressort de la sonde de Belloc et retenue à l'extrémité ouverte du crochet par un bouton. A ce bouton se trouve fixé un anneau qui, par une articulation spéciale, peut se mouvoir dans tous les sens.

Pour pratiquer la décollation, on place le crochet à la manière ordinaire : puis on va en passant derrière le cou du fœtus à la recherche de l'anneau. Son système d'articulation en rend la préhension plus facile : on attire alors la lamelle élastique à l'extérieur. Cette lamelle élastique sert de conductrice à une seconde tige creuse percée d'une rainure dans toute sa longueur et qui, poussée dans les parties génitales de la mère, va s'aboucher avec l'extrémité du crochet. La partie extérieure de cette seconde tige vient alors s'adapter exactement à la mortaise creusée dans le manche de l'instrument et forme un tout continu. Quant on a ainsi ajusté les deux parties de l'appareil, on continue à tirer la lamelle conductrice qui entraîne à sa suite la ficelle-scie du Dr Thomas.

Cet appareil, on le voit, ressemble beaucoup à l'instrument de Van der Ecken ; mais il lui est bien supérieur par l'anneau mobile qui termine le crochet et à l'aide duquel l'index saisira plus facilement la ficelle.

Toutefois il présente comme tous les crochets l'inconvénient de devoir aller chercher l'extrémité mobile.

De plus au point de vue de la protection de la mère la seconde tige que l'on glisse le long de la lamelle conductrice et qui est fendue dans toute sa longueur, ne remplira qu'imparfaitement son rôle, car la ficelle-scie s'échappera par la rainure, et elle deviendra dès lors inutile.

Si par hasard la ficelle vient à casser, on sera dans l'obligation de retirer l'instrument pour replacer la lamelle élastique et son bouton mobile, et de recommencer à nouveau l'opération : or à raison de la courbure à angle aigu du crochet, ce retrait est incommode et peut même présenter des dangers.

L'instrument le plus parfait à notre avis et le plus commode serait l'embryotome de M. Thomas si ce n'était les inconvénients que nous venons de signaler. L'essai que nous avons nous-même tenté nous paraît éviter quelques-uns de ces défauts et simplifier le manuel opératoire.

CHAPITRE V

L'instrument se compose de 2 branches A et B, pourvues d'un canal central dans toute leur longueur et terminées à leur extrémité inférieure par deux manches (V. la fig.). Rectilignes dans les deux tiers inférieurs environ, ces deux branches présentent dans leur tiers supérieur une courbure égale, dans la concavité de laquelle, une rainure allant du point P à leur extrémité supérieure fait communiquer leur cavité avec l'extérieur. Ces deux branches s'articulent au-dessous de leur partie moyenne à la manière du forceps, mais sans s'entrecroiser. Quand elles sont articulées et qu'on éloigne leurs extrémités inférieures, leurs extrémités opposées s'abouchent exactement de telle façon que l'extrémité de l'une pé-

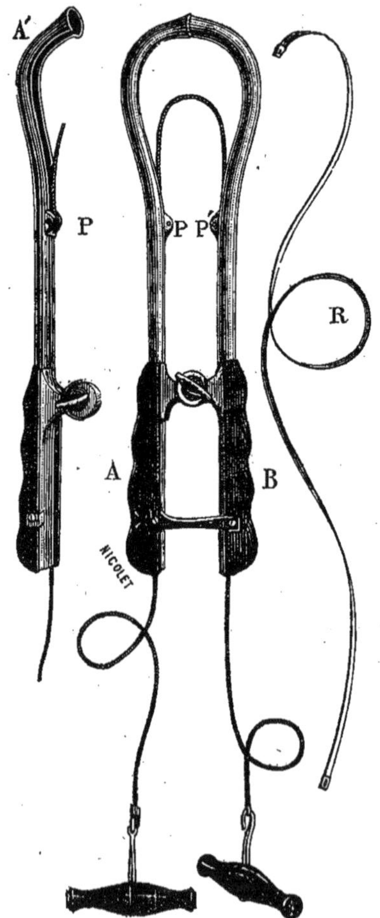

nètre dans l'autre de quelques millimètres et que leurs
canaux communiquent en formant par leur jonction une
courbe circonférentielle. On les fixe dans cette position au
moyen d'un crochet situé près de leur extrémité inférieure
et qui va d'un manche à l'autre. Les branches présentent
alors entre elles dans leur partie concave, une distance de
8 centimètres, et dans leur partie rectiligne une distance de
4 centimètres. A l'union de leur partie rectiligne avec leur
partie recourbée, point où se termine la rainure dont nous
avons parlé plus haut, se trouvent deux petites poulies
P et P' destinées à faciliter le glissement de la ficelle-scie.

Manuel opératoire.

Au point de vue du manuel opératoire nous distinguerons les branches, en branche antérieure et branche postérieure. La branche postérieure sera celle dont l'orifice
terminal un peu évasé est destiné à recevoir l'extrémité de
l'autre ; la branche antérieure au contraire sera celle qui
doit pénétrer de quelques millimètres dans cet orifice.

On passe d'abord, en arrière de la partie fœtale la
branche postérieure qu'on pousse aussi loin que possible,
et dont on ramène le manche sur la partie médiane vers la
commissure de la vulve, l'articulation tournée en haut.

Cela fait, tandis qu'un aide la maintient en place, on
passe la branche antérieure. Le placement facile de cette
branche s'effectue de la façon suivante : on commence par
la glisser derrière la symphyse, la concavité tournée en
haut, et lorsqu'elle a pénétré de quelques centimètres on
l'incline doucement vers la droite de la mère en décrivant

un mouvement de spire et en continuant à la pousser jusqu'à ce que sa partie articulaire vienne s'adapter à la partie
correspondante de la branche postérieure. On saisit alors
les deux manches de la main gauche qui pèse sur eux,
pour rapprocher les extrémités inférieures, tandis que de
la main droite on vissé solidement le pivot articulaire.
Cette pression exercée sur les manches a pour effet d'empêcher les extrémités opposées des branches de chevaucher
l'une sur l'autre. Cela fait, on éloigne les extrémités inférieures, et une sensation particulière avertit que les extrémités profondes se sont rejointes. Si une partie fœtale
venait s'interposer entre les deux bouts pour les empêcher
de se rejoindre, quelques mouvements oscillatoires de haut
en bas et de droite à gauche, imprimés aux manches de
l'instrument suffiraient à les dégager. On place alors le
crochet qui les fixe dans cette position et on se trouve du
même coup avoir entouré la partie fœtale d'un canal continu. On glisse dans ce canal en commençant par la branche antérieure, un ressort métallique R, qui le traversant
dans toute sa longueur vient ressortir par la branche postérieure. Ce ressort entraîne la ficelle-scie, qui, s'échappant
par la rainure située dans la concavité des branches, vient
s'appliquer exactement sur le cou ou le tronc du fœtus.
Quelques mouvements de va et vient exécutés au moyen de
menottes que l'on fixe à l'extrémité des deux chefs de la
ficelle suffisent à le sectionner complètement en quelques
secondes.

1° Cet appareil présente les avantages suivants :

Il répond à l'objection qu'a posée M. Guéniot et peut

s'appliquer au détroit supérieur aussi bien que dans l'excavation ;

2° Les extrémités supérieures des branches se pénétrant
réciproquement, il n'y a jamais de danger que le ressort
métallique échappe et aille blesser l'utérus ;

3° Les courbures des branches se correspondant de manière à former une circonférence, le passage de ce ressort
sera de la plus grande facilité ;

4° Les deux chefs de la ficelle-scie étant contenus dans
la cavité des branches, et ces branches étant elles-mêmes
écartées de quatre centimètres dans leur partie rectiligne,
il s'en suit que leur jeu ne sera jamais gêné ; les deux
poulies situées à la naissance de la rainure serviront encore
à le faciliter ;

5° La rainure donnant passage à la ficelle-scie ne des-
cendant que jusqu'à l'union de la partie rectiligne avec la
partie courbe des branches, la ficelle-scie ne pourra jamais s'échapper de l'instrument et sectionnera uniqué-
ment mais complètement les parties embrassées dans leur
concavité.

Il est inutile d'ajouter que les organes de la mère sont
ainsi à l'abri de tout danger.

L'instrument est aussi peu compliqué que possible puisqu'il se compose en tout de deux branches, d'un ressort
et d'une ficelle.

Il est enfin peu coûteux et son mécanisme est des plus
simples.

Quand la section sera terminée on n'aura qu'à tirer sur
l'un des chefs de la ficelle après avoir enlevé les menottes,

et grâce aux poulies, on la retirera de l'instrument sans aucune peine.

La désarticulation, le retrait des branches et l'extraction des parties fœtales, ne présenteront pas de règle particulières.

Les seuls reproches que l'on puisse nous faire sont peut-être la difficulté de l'introduction et du placement des branches, et la difficulté d'opérer la jonction des deux orifices ternimaux.

A la première de ces objections nous répondrons : d'abord qu'étant donnés la courbure peu prononcée, et le petit volume des branches, on rencontrera moins de difficultés, si l'on se conforme au manuel opératoire que nous avons indiqué, que dans une application de forceps.

En deuxième lieu, que s'il est possible d'atteindre le cou du fœtus avec les doigts, comme le conseillent P. Dubois et C. Braün, le placement des branches s'effectuera très commodément.

Il est certain qu'il n'en sera pas toujours ainsi. Quand dans une présentation du tronc les eaux sont depuis longtemps écoulées, que la matrice est fortement rétractée, que le fœtus déjà profondément engagé se trouve comme tassé, pelotonné contre le détroit supérieur, que, non seulement la main ne peut pas pénétrer, mais qu'on a peine à maintenir le doigt et à supporter la pression violente qu'il reçoit entre le col et la partie fœtale, ce n'est pas chose facile que d'introduire n'importe lequel des instruments nombreux que l'on a proposés.

Toutefois, si comme le dit M. Pajot, il est toujours possible d'introduire un crochet mousse, ce crochet mousse pourra servir à tracer la voie aux branches dont le placement se fera encore sans peine par ce moyen.

Du reste, nous n'avons garde de repousser complètement les ciseaux, et, si nous redoutons de les employer pour la section complète, nous en userions volontiers pour pratiquer une ouverture à la partie fœtale la plus rapprochée, pour opérer selon les cas, soit la désarticulation du bras, soit un commencement d'éviscération, persuadé que la diminution de volume et l'aplatissement qui en résulterait, supprimerait, s'il en existe, toute difficulté.

Ces manœuvres préparatoires seraient d'une exécution facile et inoffensive puisqu'elles se pratiqueraient sur la paroi fœtale, la plus voisine des mains de l'opérateur. — La partie délicate et difficile de l'opération serait ensuite complètement et rapidement terminée au moyen de l'appareil dont l'application serait devenue toute simple.

Quant à la seconde objection, relative à la difficulté de faire rejoindre les deux orifices terminaux des branches, de manière à fermer le circuit de l'instrument, nous dirons que jamais elle n'a été difficile à vaincre, dans les expériences que nous avons faites sur le mannequin. — Si une partie fœtale, un bras ou une main venait s'interposer, il n'y aurait qu'à faire osciller un peu l'instrument en divers sens pour le dégager de cet obstacle. — Et si par hasard, malgré cela on ne pouvait y parvenir, quel inconvénient y aurait-il, à faire ce que l'on est souvent obligé de pratiquer avec le forceps, c'est-à-dire à retirer les branches pour procéder à une nouvelle application ?

Du reste, si l'on a pu déterminer avec les doigts ou même avec le crochet la situation exacte de la partie à sectionner, comme on est toujours obligé de le faire, quel que soit le procédé employé, cela ne se présentera pas. On placera les branches suivant les renseignements donnés par cette exploration, et dès qu'elles se trouveront suffisamment poussées et qu'on aura fixé l'articulation, les deux orifices se trouveront face à face, et viendront s'emboîter tout naturellement.

Pour plus de sûreté, on pourra dès qu'on aura articulé et fixé l'instrument, glisser l'index le long de la branche postérieure, tandis que de l'autre main on soulévera les manches et aller s'assurer, avant de passer la lamelle conductrice, de la pénétration exacte des deux orifices.

CHAPITRE VI

EXPÉRIENCES

Grâce à la complaisance de **M. Farabeuf** qui a bien voulu mettre à notre disposition les sujets dont nous avions besoin, nous avons pu nous livrer sur un des mannequins de l'école pratique, à plusieurs essais de notre instrument.

Nous sommes heureux de saisir cette occasion pour lui adresser nos remerciements, ainsi qu'à notre excellent collègue M. Contancin, qui a bien voulu nous prêter son aide en cette circonstance.

Ces expériences dont nous nous sommes appliqué à varier les conditions, nous ont toujours donné un plein succès au point de vue du placement facile et de la section rapide.

Première expérience.

Fœtus disposé en présentation de l'épaule gauche, dos en avant. Épaule profondément engagée. Mannequin fermé.

Nous passons d'abord la branche postérieure tenue de la main droite en arrière de la partie fœtale, en la guidant de notre main gauche à plat.

Puis nous prenons de notre main gauche la branche antérieure que nous passons derrière la symphise la concavité tournée en haut : après l'avoir poussée de quelques centimètres, nous l'inclinons vers la cuisse

droite du fantôme en décrivant un mouvement de spire et en continuant à la pousser ; nous amenons ainsi très facilement la mortaise
articulaire de cette branche en présence du pivot supporté par la
branche postérieure.

Après avoir adapté l'une à l'autre ces pièces articulaires, nous
saisissons les deux manches de la main gauche, et pressant sur eux
de façon à rapprocher les extrémités inférieures à une distance égale
aux trois quarts de la longueur du crochet, nous vissons solidement
de la main droite le pivot articulaire.

Cela fait nous écartons les manches ; nous percevons bientôt une
sensation particulière, un petit bruit métallique et en même temps
nous nous appercevons que le crochet peut maintenant se placer à son
cran d'arrêt. — Cela nous avertit que les extrémités supérieures des
branches se sont rejointes, et assez profondément ; nous fixons le crochet et nous ouvrons le mannequin. Le cou du fœtus seul se trouvait
pris dans la concavité des branches, la direction de celles-ci était un
peu oblique de la base du cou du côté qui se présentait, vers l'angle
de la mâchoire du côté opposé. Laissant l'instrument en place, nous
passons avec la plus grande facilité le ressort et la ficelle, et nous opérons
en moins d'une minute la section qui se trouve un peu oblique de la
quatrième à la sixième vertèbre cervicale, et présente une surface
très nette.

Deuxième expérience.

Fœtus disposé en présentation de l'épaule droite, dos en avant,
bras procident.

Le bras a gêné un peu pour le placement des branches. Néanmoins
en le faisant attirer par un aide vers la cuisse droite du fantôme, nous
exécutons les diverses parties du manuel opératoire comme dans la précédente expérience, et ouvrant le mannequin nous nons trouvons avoir
sectionné le cou presque transversalement.

Troisième expérience.

Fœtus disposé comme précédemment en présentation de l'épaule droite, dos en avant, mais sans procidence du bras.

L'introduction des branches et leur articulation ont été faciles ; quand nous avons voulu ensuite écarter les manches, nous avons éprouvé une résistance, mais cette résistance a été courte. — Quelques oscillations imprimées à l'instrument ont suffi pour dégager les orifices terminaux de l'obstacle qui les empêchait de se rejoindre.

Le mannequin ouvert, on s'aperçoit que l'obstacle venait de ce que le bras gauche du fœtus s'était interposé entre les deux extrémités des branches ; dégagées par les légères secousses données à l'instrument, les branches s'étaient placées directement sur le cou.

Quatrième expérience.

Fœtus disposé en présentation de l'épaule droite, dos en arrière.

Le placement des branches, l'articulation, la jonction des orifices terminaux n'ont présenté aucune difficulté. La section terminée, on trouve, en ouvrant le mannequin, qu'elle a porté un peu obliquement sur la partie moyenne du cou.

Cinquième expérience.

Même disposition que ci-dessus, bras procident. Tous les temps de l'opération s'exécutent facilement et sans encombre. Le bras procident est écarté par un aide vers la gauche du fantôme.

A l'ouverture du mannequin, on trouve que la section a porté sur la base du cou.

Sixième expérience.

Fœtus disposé en présentation de l'épaule gauche, dos en arrière, bras procident.

Dans cette expérience, nous avons voulu calculer le temps nécessaire pour exécuter tous les temps de l'opération.

L'introduction et l'articulation des branches n'ont présenté aucune difficulté. La fermeture qui se trouvait un peu enrayée par un repli de peau, s'est effectuée commodément en déplaçant un peu l'instrument. Trois minutes n'étaient pas encore écoulées, dès le début, que la section était terminée et que nous avions désarticulé et retiré les branches.

A l'ouverture du mannequin, nous constatons que la section a porté sur la base du cou en effleurant la clavicule du côté qui se présentait.

Septième expérience.

Présentation franche du tronc, dos en avant. Cette expérience a encore été la plus favorable. Le placement des branches s'en fait le plus facilement du monde; l'articulation et la fermeture ne se sont trouvées gênées en rien. La section a été rapide.

A l'ouverture du mannequin, nous nous trouvons avoir sectionné les premières vertèbres dorsales. Le segment inférieur attiré en bas par la résistance de la colonne vertébrale, se trouve prêt à s'engager par sa surface de section.

Huitième expérience.

Fœtus disposé en présentation de l'épaule droite, dos en avant, bras procident.

Enfin désirant faire une section oblique du fœtus en écharpe, nous faisons écarter par un aide le bras procident vers la droite du fantôme et nous introduisons notre branche postérieure en dirigeant un peu l'extrémité vers la droite également, pour tâcher de l'introduire sous l'aisselle gauche du fœtus. Dans l'introduction de la branche antérieure nous tâchons, en décrivant le mouvement de spire, de maintenir le bec de cette branche en contact avec le tronc du fœtus pour éviter, en le ramenant en avant, de lui faire dépasser l'épaule, et pour l'engager entre le bras et le thorax. L'articulation et la fermeture de l'instrument terminés, nous trouvons à l'ouverture du mannequin que ce tour de main a pleinement réussi. L'instrument se trouve placé de l'aisselle gauche à la base du cou du côté opposé. La section a porté sur l'extrémité externe de la clavicule et l'angle externe de l'omoplate du côté gauche et est venue ressortir à la base du cou du côté droit.

Neuvième expérience.

Fœtus disposé en présentation de l'épaule gauche, dos en avant, bras procident.

Nous avons voulu essayer ici une section oblique en sens inverse de la précédente, c'est-à-dire une section allant en écharpe, de l'aisselle du côté qui se présente à la base du cou du côté opposé, de façon à laisser le bras procident adhérent à la tête. Pour cela nous avons placé notre instrument en dirigeant un peu la partie profonde vers la droite du fantôme.

La section terminée nous ouvrons le mannequin, mais nous trouvons que nous n'avons sectionné que le cou, et que le bras procident restait adhérent au thorax. La ficelle-scie venant tomber sur la clavicule gauche dans une direction très inclinée avait glissé sur elle sans réussir à l'attaquer. Elle n'avait fait que la raser ainsi que l'acromion et dépouiller le moignon de l'épaule de toutes ses parties molles.

Il ressort de cette dernière expérience, que l'on ne pourra pas pratiquer la section fœtale, comme le voulait

Chailly Honoré, de l'aisselle du côté qui se présente à la base du cou du côté opposé, afin de se servir du bras qui reste ainsi adhérent au segment supérieur du fœtus, pour opérer des tractions sur la tête. Il faudrait pour cela user d'un moyen de section qui mordît franchement au point où on l'aurait placé, d'une scie à chaîne par exemple. On le pourrait, sans doute, mais nous avons signalé les inconvénients de son maniement : et, d'autre part, cette section en écharpe ne présente pas de si grands avantages qu'elle mérite qu'on substitue au moyen si commode et si simple de la ficelle-scie, un appareil aussi coûteux et aussi délicat à manœuvrer que la scie à chaîne.

Quoi qu'il en soit, les expériences dont nous venons de rendre compte nous ont montré que notre appareil est d'une application facile ; que l'embryotomie peut se faire par ce moyen avec toute sécurité pour la mère et pour l'accoucheur ; que loin d'être laborieuse, la section fœtale peut être terminée dans un temps très court, ce qui est bien quelque chose pour une opération aussi pénible.

CONCLUSIONS

1° Dans l'intérêt de la mère l'embryotomie doit être préférée à l'opération césarienne.

2° Le meilleur procédé d'embryotomie est la section de la tige fœtale.

3° Étant donnée une présentation du tronc avec indication d'embryotomie, l'application du nouvel embryotome sera un moyen simple, facile et rapide de pratiquer la section fœtale sans aucun danger pour la mère et pour l'opérateur.

4° L'application de cet instrument sera facile toutes les fois que l'on pourra atteindre avec les doigts le cou du fœtus comme le conseillent P. Dubois et Braün pour leurs procédés.

5° Si l'on ne peut circonscrire avec les doigts la partie fœtale sur laquelle on veut agir, l'application du crochet-mousse possible dans tous les cas, d'après M. le professeur Pajot, tracera la voie aux branches de l'instrument.

6° Si l'on a affaire à une présentation franche du tronc, et que l'on éprouve des difficultés insurmontables pour l'introduction de notre appareil, on se servira avec avantage des ciseaux de P. Dubois pour inciser la partie fœtale la plus à portée, faire un commencement d'éviscération au besoin, et s'il y a lieu même l'amputation du bras. Cette manœuvre préliminaire peu laborieuse puisqu'elle s'exercera sur des parties très accessibles, permettra le placement de l'embryotome qui accomplira ensuite sans danger la section des parties profondes, point délicat de l'opération.

BIBLIOGRAPHIE

HIPPOCRATE. — (Trad. des œuvres d') par Littré. Tome 8, p. 481 et 511.

CELSE. — Traité de la médecine. Livre VIII, § 29.

AMBROISE PARÉ. — Édition Malgaigne. Tome II, p. 704.

MAURICEAU. — Maladies des femmes grosses. T. I, p. 348, 1740.

HEISTER. — Institut. Chirurg. pars 2, sect. 5, cap. 153.

PEU. — Traité d'accouchements. Paris, 1694.

DE LA MOTTE. — Traité d'accouchements. T. II, p. 638. Paris, 1721.

SMELLIE. — Pratique des accouchements. Londres, 1752. Trad. Préville.
Paris, 1851. Tome I, p. 369.

LEVRET. — Traité d'accouchements. Paris, 1766.

BAUDELOCQUE. — Traité d'accouchements. Paris, 1789. Tome II, p. 127.

CAPURON. — Traité d'accouchements. Paris, 1816.

GARDIEN. — Dictionnaire des sciences médicales. Art. Embryotomie, 1815.

ROBERT LEE. — Edinburg medical and surgical Journal, 1828.

DESORMEAUX et DUBOIS. — Dictionnaire en 30 vol. Art. Embryotomie, 1835, t. XI.

ASDRUBALI. — Tratato generale di obstetricia. Rome, 1812.

VELPEAU. — Traité d'accouchements. Paris, 1835.

BOPPE. — Thèse. Paris, 1833.

LEROUX. — Questions chirurgico-légales sur un accouchement laborieux.
Paris, 1826. Lettre à l'Académie royale de médecine sur une
question chirurgico-légale à propos d'un accouchement laborieux.
Paris, 1827. Deuxième lettre à l'Académie. Paris, 1828.

CHAMPION (de Bar-le-Duc). — Lettre sur les accouchements avec présentation du bras. 1828.

CAPURON. — De l'accouchement lorsque le bras se présente et sort le
premier. Paris, 1828.

ALER. — Ueber embryotomie Gemen Deutsche Zeistscrift fur Geburscunde. 1832, T. VIII.

BAUDELOCQUE. — Nouveau moyen pour délivrer les femmes contre-
faites et en travail. Paris, 1834.

MORLANNE. — Accouchements contre nature. Metz, 1802.

RAMSBOTHAM. — Traité d'accouchements. Londres, 1841.

DIESCH. — Dissertatio de necessaria in partu (1741).

MICHAELIS. — Das Enge Becken. Leipzig.

DUMAS. — Thèse. Paris, 1857.

JACQUEMIER. — Embryotome à lame mobile et à chaînons (Bulletin,
Ac. Médecine, 1861. T. XVII).

PAJOT. — (Recueil des œuvres). Lauwereins. Paris, 1882, p. 115.

STANESCO. — Recherches cliniques sur les rétrécissements du bassin. Thèse doctorat. Paris, 1869.

PINARD. — (Des contre indications de la version). Thèse agrégation. Paris, 1875.

MATTEI. — Bulletin Académie de médecine, 1864.

KILIAN. — Armamentorium Lucinæ novum. Bonn, 1856.

CAZEAUX. — Traité d'accouchements revu par Tarnier. Paris, 1865.

JOULIN. — Traité d'accouchements. Paris, 1867.

CHAILLY HONORÉ. — Traité d'accouchements. Paris, 1867.

HUBERT DE LOUVAIN. — Traité d'accouchements. Louvain, 1865.

HYERNAUX. — Traité pratique de l'art des accouchements. Bruxelles, 1866.

SIMPSON. — Mémoires, traduit par Chantreuil.

JACQUEMIER. — Mémoire des accouchements. Paris, 1846.

NŒGELÉ et GRENSER. — Traité pratique de l'art des accouchements, traduit par Aubenas. Paris, 1880.

SCHRODER. — Manuel d'accouchements, traduit annoté par Charpentier. Paris, 1875.

LENOIR, SÉE et TARNIER. — Atlas d'accouchements.

VERRIER. — Manuel pratique de l'art des accouchements. Paris, 1879.

PÉNARD (Lucien). — Guide pratique de l'accoucheur, de la sage-femme. Paris, 1879.

THOMAS PIERRE. — Des procédés, des méthodes, des appareils et des instruments employés pour pratiquer l'embryotomie dans les cas de présentations de l'épaule. Thèse. Paris, 1879.

GRENIER. — Étude sur une modification apportée au manuel opératoire de la céphalotripsie et de l'embryotomie. Thèse doctorat. Paris, 1881.

STOLZ. — Dictionnaire Jaccoud. Art. Dystocie, art. opération césarienne.

BAILLY. — Dictionnaire Jaccoud. Art. Bassin.

TARNIER. — Dictionnaire Jaccoud. Art. Embryotomie.

WASSEIGE. — Traité des opérations obstétricales. Paris, 1881.

GAUJOT et SPILLMANN. — Arsenal de la chirurgie contemporaine. Paris, 1872.

GUÉNIOT. — Annales de Gynécologie, t. VII, p. 236 et t. XI, p. 456.

BUDIN. — Des lésions traumatiques [chez la femme dans les accouchements artificiels. Thèse. Paris, 1878.

DEPAUL. — Dictionnaire encyclopédique des sciences médicales, art. Bassin vicié, t. VIII, p. 465.

Imp. A. DERENNE, Mayenne. — Paris, boulevard Saint-Michel, 56.

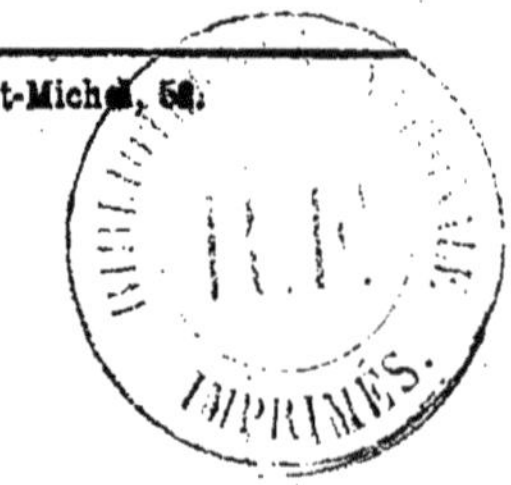

124